Mein persönliches 90 Tage Fitness Tagebuch

Trainingsplaner für jede Sportart inkl. Ernährungsplanung

1.02 erweiterte Ausgabe

Von Smart Foodz

Herausgegeben von **www.smartfoodz.de**

I0421859

Impressum

Mein persönliches 90 Tage Fitness Tagebuch

Trainingsplaner für jede Sportart inkl. Ernährungsplanung!

von Smart Foodz

Der vorliegende Titel wurde mit großer Sorgfalt erstellt. Dennoch können Fehler nicht vollkommen ausgeschlossen werden. Der Autor und das Team von **www.smartfoodz.de** übernehmen daher keine juristische Verantwortung und keinerlei Haftung für Schäden, die aus der Benutzung dieses E-Books oder Teilen davon entstehen. Insbesondere sind der Autor und das Team von **www.smartfoodz.de** nicht verpflichtet, Folge- oder mittelbare Schäden zu ersetzen.

Alle Warennamen werden ohne Gewährleistung der freien Verwendbarkeit benutzt und sind möglicherweise eingetragene Warenzeichen. Der Verlag richtet sich im Wesentlichen nach den Schreibweisen der Hersteller.

Cover-Foto: © stockunlimited.com / Redaktionsbüro Lindo

Impressum

E-Book-Produktion und -Distribution

Redaktionsbüro Lindo

NEU: Die Seite zur persönlichen Optimierung: **www.smartfoodz.de**

Scan mich! Weitere Ratgeber, die ebenfalls für Sie interessant sind!

ISBN: **9781077717633**

Imprint: Independently published

Idee dieses Buches

Es gibt kein Zweifel daran: Die eigene Fitness sorgt für eine gute Gesundheit. Unzählige Studien belegen, wer sich ausreichend bewegt, schafft die besten Voraussetzungen für ein langes und gesundes Leben. Dabei ist es zweitrangig, welche Sportart Sie ausüben. Hauptsache, Sie treiben regelmäßig Sport.

Wer ausreichend für **Bewegung** sorgt, beeinflusst positiv seinen gesundheitlichen Zustand. Damit lassen sich Risiken für bestimmte Krankheiten deutlich minimieren. Kombiniert mit der richtigen Ernährung tun Sie Gutes für Geist, Körper und Seele.

Doch es ist nicht immer einfach, sich ausreichend für die nächste sportliche Aktivität zu motivieren. Eine wirksame Methode ist das Führen eines „**Fitness Tagebuches**". Darin werden die sportlichen Aktivitäten und die persönliche Ernährung protokolliert. So stellen sich bereits nach wenigen Tagen die ersten Erfolge ein. So haben Sie ihre sportlichen Fortschritte Schwarz auf Weiß. Auf diesem Wege kann die eigene **Motivation** auch über einen längeren Zeitraum hochgehalten werden.

Das vorliegende Fitness Tagebuch stellt **für 90 Tage** den perfekten Begleiter für die eigenen sportlichen Aktivitäten dar. Natürlich kann so auch eine Diät optimal unterstützt werden. Natürlich können Sie jeden Tag in das Tagebuch einsteigen.

Das Tagebuch bietet ausreichend Raum, um die eigene Ernährung und die Fitness jeden Tag zu dokumentieren. Mit Hilfe von **Wochen- und Monatsplänen** können Sie perfekt alle Aktivitäten im Voraus planen. Zudem können Sie auch persönliche Monatsziele eintragen. Dies sorgt für ausreichend Motivation. Gleichzeitig lässt sich so **der eigene Fortschritt** einfach und effektiv ablesen.

Ihr Smart Foodz Team

NEU: Unsere neue Seite zum Thema: **www.smartfoodz.de**

Fitness Etat

Details	Etat		Aktuell	
Personal Trainer				
Mitgliedschaft				
Kleidung				
Ausrüstung				
Unterricht				
Lebensmittel				
Nahrungsergänzungsmittel				
Vitamine				
Veranstaltungen und Wettbewerbe				
GESAMT				

Veranstaltungen und Wettberwerbe

Veranstaltung	Organisiert von	Datum	Anmeld.	Was ich mache

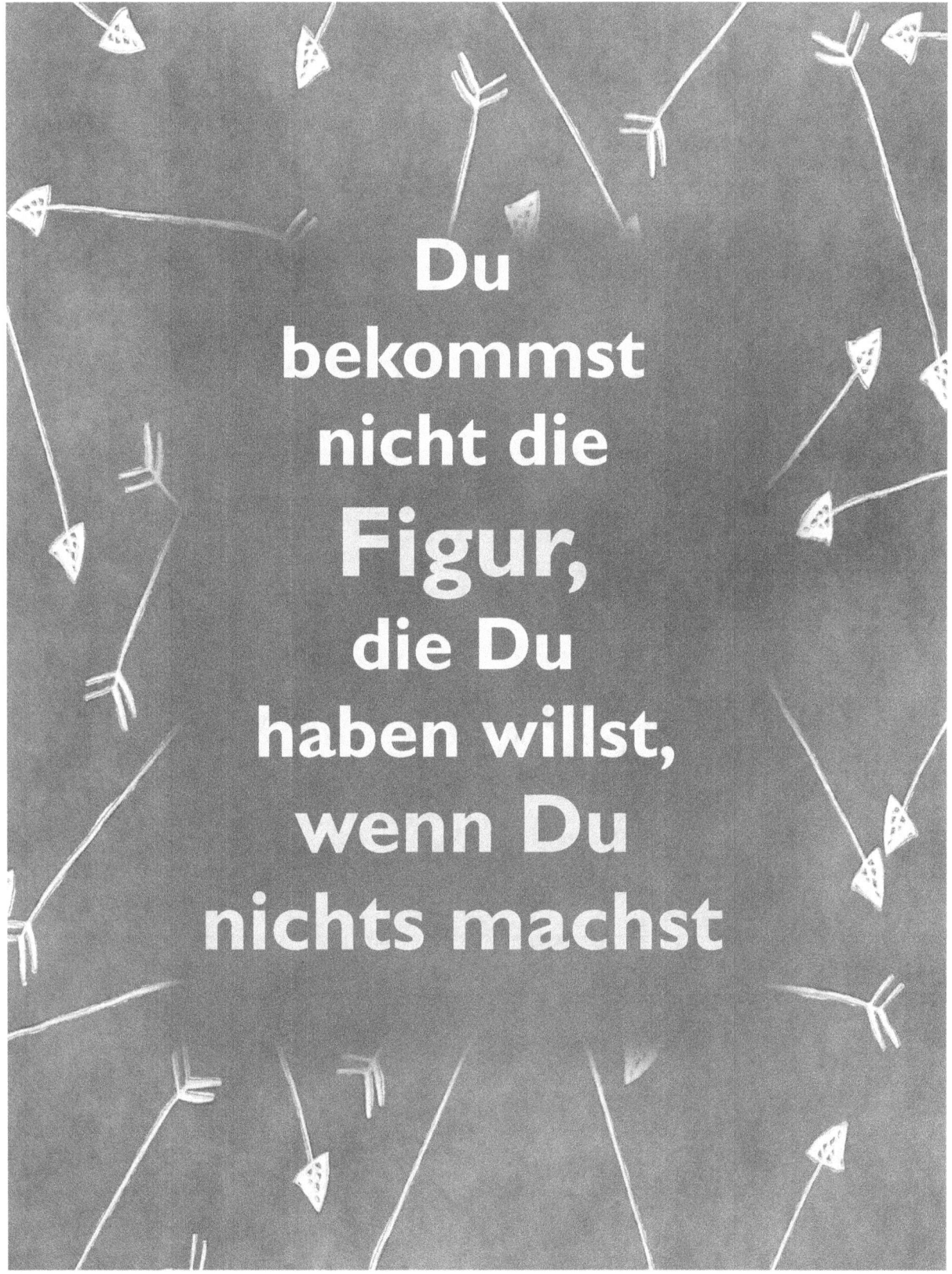

Meine Monatsziele

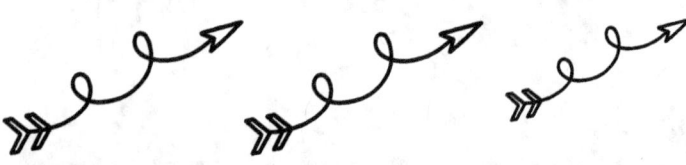
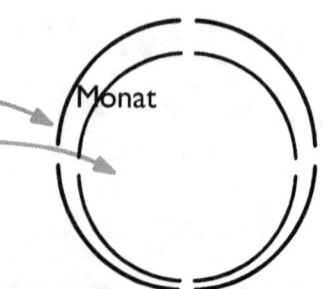

Monat

	Ist-Zustand	Ziel	Erreicht
Gewicht			
Körperfett			
Energie Level			
Kalorien pro Tag			
Sonstiges			

	Erforderliche Maßnahmen
Gewicht	
Körperfett	
Energie Level	
Kalorien pro Tag	
Sonstiges	

Meine Belohnung

Dein Ernährungsplan

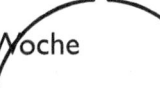 Woche

	Frühstück	Mittagessen	Snacks	Abendessen	Wasser
Montag					
	Kalorien	Kalorien	Kalorien	Kalorien	
Dienstag					
	Kalorien	Kalorien	Kalorien	Kalorien	
Mittwoch					
	Kalorien	Kalorien	Kalorien	Kalorien	
Donnerstag					
	Kalorien	Kalorien	Kalorien	Kalorien	
Freitag					
	Kalorien	Kalorien	Kalorien	Kalorien	
Samstag					
	Kalorien	Kalorien	Kalorien	Kalorien	
Sonntag					
	Kalorien	Kalorien	Kalorien	Kalorien	

Mein Zeitplan

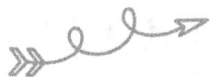 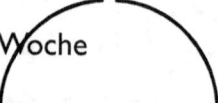

Woche

	Übungen		Rest / Schlaf
Montag	Zeit	Typ	Zeit / Dauer
	Zeit	Typ	Zeit / Dauer
Dienstag	Zeit	Typ	Zeit / Dauer
	Zeit	Typ	Zeit / Dauer
Mittwoch	Zeit	Typ	Zeit / Dauer
	Zeit	Typ	Zeit / Dauer
Donnerstag	Zeit	Typ	Zeit / Dauer
	Zeit	Typ	Zeit / Dauer
Freitag	Zeit	Typ	Zeit / Dauer
	Zeit	Typ	Zeit / Dauer
Samstag	Zeit	Typ	Zeit / Dauer
	Zeit	Typ	Zeit / Dauer
Sonntag	Zeit	Typ	Zeit / Dauer
	Zeit	Typ	Zeit / Dauer

Protokoll

WORKOUT NAME												

Datum	Mo Di Mi Do Fr Sa So		Startzeit		Endzeit	

Übungen		Set 1		Set 2		Set 3		Set 4		Set 5		Set 6	
		Üb	Wh	Üb	Wh	Üb	Wh	Üb	Wh	Üb	Wh	Üb	Wh

Cardio	Zeit	Entfernung	Herz-Frequenz	Kalorien	NOTIZEN

WORKOUT NAME												

Datum	Mo Di Mi Do Fr Sa So		Startzeit		Endzeit	

Übungen		Set 1		Set 2		Set 3		Set 4		Set 5		Set 6	
		Üb	Wh	Üb	Wh	Üb	Wh	Üb	Wh	Üb	Wh	Üb	Wh

Cardio	Zeit	Entfernung	Herz-Frequenz	Kalorien	NOTIZEN

Protokoll

WORKOUT NAME												

Datum	Mo Di Mi Do Fr Sa So			Startzeit			Endzeit					

Übungen	Set 1		Set 2		Set 3		Set 4		Set 5		Set 6	
	Üb	Wh	Üb	Wh	Üb	Wh	Üb	Wh	Üb	Wh	Üb	Wh

Cardio	Zeit	Entfernung	Herz-Frequenz	Kalorien	NOTIZEN

WORKOUT NAME												

Datum	Mo Di Mi Do Fr Sa So			Startzeit			Endzeit					

Übungen	Set 1		Set 2		Set 3		Set 4		Set 5		Set 6	
	Üb	Wh	Üb	Wh	Üb	Wh	Üb	Wh	Üb	Wh	Üb	Wh

Cardio	Zeit	Entfernung	Herz-Frequenz	Kalorien	NOTIZEN

Dein Ernährungsplan

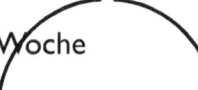

Woche

	Frühstück	Mittagessen	Snacks	Abendessen	Wasser
Montag					
	Kalorien	Kalorien	Kalorien	Kalorien	
Dienstag					
	Kalorien	Kalorien	Kalorien	Kalorien	
Mittwoch					
	Kalorien	Kalorien	Kalorien	Kalorien	
Donnerstag					
	Kalorien	Kalorien	Kalorien	Kalorien	
Freitag					
	Kalorien	Kalorien	Kalorien	Kalorien	
Samstag					
	Kalorien	Kalorien	Kalorien	Kalorien	
Sonntag					
	Kalorien	Kalorien	Kalorien	Kalorien	

Mein Zeitplan

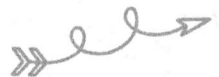 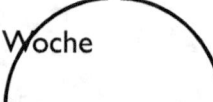 Woche

	Übungen		Rest / Schlaf
Montag	Zeit	Typ	Zeit / Dauer
	Zeit	Typ	Zeit / Dauer
Dienstag	Zeit	Typ	Zeit / Dauer
	Zeit	Typ	Zeit / Dauer
Mittwoch	Zeit	Typ	Zeit / Dauer
	Zeit	Typ	Zeit / Dauer
Donnerstag	Zeit	Typ	Zeit / Dauer
	Zeit	Typ	Zeit / Dauer
Freitag	Zeit	Typ	Zeit / Dauer
	Zeit	Typ	Zeit / Dauer
Samstag	Zeit	Typ	Zeit / Dauer
	Zeit	Typ	Zeit / Dauer
Sonntag	Zeit	Typ	Zeit / Dauer
	Zeit	Typ	Zeit / Dauer

Protokoll

WORKOUT NAME												

Datum		Mo Di Mi Do Fr Sa So				Startzeit			Endzeit			

Übungen		Set 1		Set 2		Set 3		Set 4		Set 5		Set 6	
		Üb	Wh	Üb	Wh	Üb	Wh	Üb	Wh	Üb	Wh	Üb	Wh

Cardio	Zeit	Entfernung	Herz-Frequenz	Kalorien	NOTIZEN

WORKOUT NAME												

Datum		Mo Di Mi Do Fr Sa So				Startzeit			Endzeit			

Übungen		Set 1		Set 2		Set 3		Set 4		Set 5		Set 6	
		Üb	Wh	Üb	Wh	Üb	Wh	Üb	Wh	Üb	Wh	Üb	Wh

Cardio	Zeit	Entfernung	Herz-Frequenz	Kalorien	NOTIZEN

Protokoll

WORKOUT NAME												

Datum	Mo Di Mi Do Fr Sa So				Startzeit				Endzeit			
Übungen	Set 1		Set 2		Set 3		Set 4		Set 5		Set 6	
	Üb	Wh	Üb	Wh	Üb	Wh	Üb	Wh	Üb	Wh	Üb	Wh

Cardio	Zeit	Entfernung	Herz-Frequenz	Kalorien	NOTIZEN

WORKOUT NAME												

Datum	Mo Di Mi Do Fr Sa So				Startzeit				Endzeit			
Übungen	Set 1		Set 2		Set 3		Set 4		Set 5		Set 6	
	Üb	Wh	Üb	Wh	Üb	Wh	Üb	Wh	Üb	Wh	Üb	Wh

Cardio	Zeit	Entfernung	Herz-Frequenz	Kalorien	NOTIZEN

Dein Ernährungsplan

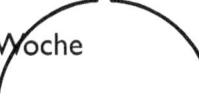 Woche

	Frühstück	Mittagessen	Snacks	Abendessen	Wasser
Montag					
	Kalorien	Kalorien	Kalorien	Kalorien	
Dienstag					
	Kalorien	Kalorien	Kalorien	Kalorien	
Mittwoch					
	Kalorien	Kalorien	Kalorien	Kalorien	
Donnerstag					
	Kalorien	Kalorien	Kalorien	Kalorien	
Freitag					
	Kalorien	Kalorien	Kalorien	Kalorien	
Samstag					
	Kalorien	Kalorien	Kalorien	Kalorien	
Sonntag					
	Kalorien	Kalorien	Kalorien	Kalorien	

Mein Zeitplan

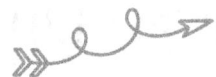 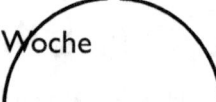

Woche

	Übungen		Rest / Schlaf
	Zeit	Typ	Zeit / Dauer
Montag	Zeit	Typ	Zeit / Dauer
	Zeit	Typ	Zeit / Dauer
Dienstag	Zeit	Typ	Zeit / Dauer
	Zeit	Typ	Zeit / Dauer
Mittwoch	Zeit	Typ	Zeit / Dauer
	Zeit	Typ	Zeit / Dauer
Donnerstag	Zeit	Typ	Zeit / Dauer
	Zeit	Typ	Zeit / Dauer
Freitag	Zeit	Typ	Zeit / Dauer
	Zeit	Typ	Zeit / Dauer
Samstag	Zeit	Typ	Zeit / Dauer
	Zeit	Typ	Zeit / Dauer
Sonntag	Zeit	Typ	Zeit / Dauer
	Zeit	Typ	Zeit / Dauer

Protokoll

WORKOUT NAME												
Datum		Mo Di Mi Do Fr Sa So				Startzeit				Endzeit		
Übungen	Set 1		Set 2		Set 3		Set 4		Set 5		Set 6	
	Üb	Wh	Üb	Wh	Üb	Wh	Üb	Wh	Üb	Wh	Üb	Wh

Cardio	Zeit	Entfernung	Herz-Frequenz	Kalorien	NOTIZEN

WORKOUT NAME												
Datum		Mo Di Mi Do Fr Sa So				Startzeit				Endzeit		
Übungen	Set 1		Set 2		Set 3		Set 4		Set 5		Set 6	
	Üb	Wh	Üb	Wh	Üb	Wh	Üb	Wh	Üb	Wh	Üb	Wh

Cardio	Zeit	Entfernung	Herz-Frequenz	Kalorien	NOTIZEN

Protokoll

WORKOUT NAME												

Datum		Mo Di Mi Do Fr Sa So			Startzeit				Endzeit			
Übungen		Set 1		Set 2		Set 3		Set 4		Set 5		Set 6	
		Üb	Wh	Üb	Wh	Üb	Wh	Üb	Wh	Üb	Wh	Üb	Wh

Cardio	Zeit	Entfernung	Herz-Frequenz	Kalorien	NOTIZEN

WORKOUT NAME												

Datum		Mo Di Mi Do Fr Sa So			Startzeit				Endzeit			
Übungen		Set 1		Set 2		Set 3		Set 4		Set 5		Set 6	
		Üb	Wh	Üb	Wh	Üb	Wh	Üb	Wh	Üb	Wh	Üb	Wh

Cardio	Zeit	Entfernung	Herz-Frequenz	Kalorien	NOTIZEN

Dein Ernährungsplan

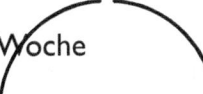
Woche

	Frühstück	Mittagessen	Snacks	Abendessen	Wasser
Montag					
	Kalorien	Kalorien	Kalorien	Kalorien	
Dienstag					
	Kalorien	Kalorien	Kalorien	Kalorien	
Mittwoch					
	Kalorien	Kalorien	Kalorien	Kalorien	
Donnerstag					
	Kalorien	Kalorien	Kalorien	Kalorien	
Freitag					
	Kalorien	Kalorien	Kalorien	Kalorien	
Samstag					
	Kalorien	Kalorien	Kalorien	Kalorien	
Sonntag					
	Kalorien	Kalorien	Kalorien	Kalorien	

Mein Zeitplan

 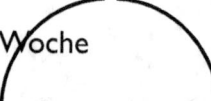

Woche

	Übungen		Rest / Schlaf
Montag	Zeit	Typ	Zeit / Dauer
	Zeit	Typ	Zeit / Dauer
Dienstag	Zeit	Typ	Zeit / Dauer
	Zeit	Typ	Zeit / Dauer
Mittwoch	Zeit	Typ	Zeit / Dauer
	Zeit	Typ	Zeit / Dauer
Donnerstag	Zeit	Typ	Zeit / Dauer
	Zeit	Typ	Zeit / Dauer
Freitag	Zeit	Typ	Zeit / Dauer
	Zeit	Typ	Zeit / Dauer
Samstag	Zeit	Typ	Zeit / Dauer
	Zeit	Typ	Zeit / Dauer
Sonntag	Zeit	Typ	Zeit / Dauer
	Zeit	Typ	Zeit / Dauer

Protokoll

WORKOUT NAME												
Datum		Mo Di Mi Do Fr Sa So			Startzeit				Endzeit			
Übungen	**Set 1**		**Set 2**		**Set 3**		**Set 4**		**Set 5**		**Set 6**	
	Üb	Wh	Üb	Wh	Üb	Wh	Üb	Wh	Üb	Wh	Üb	Wh

Cardio	Zeit	Entfernung	Herz-Frequenz	Kalorien	NOTIZEN

WORKOUT NAME												
Datum		Mo Di Mi Do Fr Sa So			Startzeit				Endzeit			
Übungen	**Set 1**		**Set 2**		**Set 3**		**Set 4**		**Set 5**		**Set 6**	
	Üb	Wh	Üb	Wh	Üb	Wh	Üb	Wh	Üb	Wh	Üb	Wh

Cardio	Zeit	Entfernung	Herz-Frequenz	Kalorien	NOTIZEN

Protokoll

WORKOUT NAME												

Datum		Mo Di Mi Do Fr Sa So			Startzeit			Endzeit				
Übungen		Set 1		Set 2		Set 3		Set 4		Set 5		Set 6
		Üb	Wh	Üb	Wh	Üb	Wh	Üb	Wh	Üb	Wh	Üb	Wh

Cardio	Zeit	Entfernung	Herz-Frequenz	Kalorien	NOTIZEN

WORKOUT NAME												

Datum		Mo Di Mi Do Fr Sa So			Startzeit			Endzeit				
Übungen		Set 1		Set 2		Set 3		Set 4		Set 5		Set 6
		Üb	Wh	Üb	Wh	Üb	Wh	Üb	Wh	Üb	Wh	Üb	Wh

Cardio	Zeit	Entfernung	Herz-Frequenz	Kalorien	NOTIZEN

Meine Monatsziele

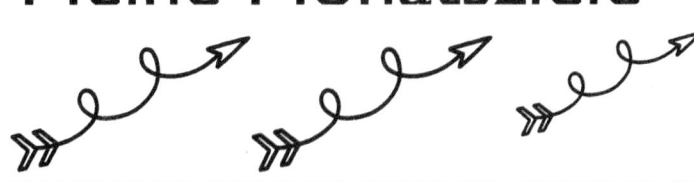

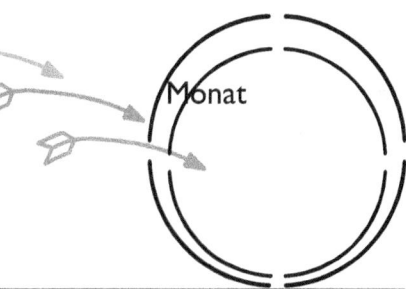

Monat

	Ist-Zustand	Ziel	Erreicht
Gewicht			
Körperfett			
Energie Level			
Kalorien pro Tag			
Sonstiges			

	Erforderliche Maßnahmen
Gewicht	
Körperfett	
Energie Level	
Kalorien pro Tag	
Sonstiges	

Meine Belohnung

Dein Ernährungsplan

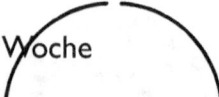 Woche

	Frühstück	Mittagessen	Snacks	Abendessen	Wasser
Montag					
	Kalorien	Kalorien	Kalorien	Kalorien	
Dienstag					
	Kalorien	Kalorien	Kalorien	Kalorien	
Mittwoch					
	Kalorien	Kalorien	Kalorien	Kalorien	
Donnerstag					
	Kalorien	Kalorien	Kalorien	Kalorien	
Freitag					
	Kalorien	Kalorien	Kalorien	Kalorien	
Samstag					
	Kalorien	Kalorien	Kalorien	Kalorien	
Sonntag					
	Kalorien	Kalorien	Kalorien	Kalorien	

Mein Zeitplan

 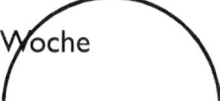 Woche

	Übungen		Rest / Schlaf
Montag	Zeit	Typ	Zeit / Dauer
	Zeit	Typ	Zeit / Dauer
Dienstag	Zeit	Typ	Zeit / Dauer
	Zeit	Typ	Zeit / Dauer
Mittwoch	Zeit	Typ	Zeit / Dauer
	Zeit	Typ	Zeit / Dauer
Donnerstag	Zeit	Typ	Zeit / Dauer
	Zeit	Typ	Zeit / Dauer
Freitag	Zeit	Typ	Zeit / Dauer
	Zeit	Typ	Zeit / Dauer
Samstag	Zeit	Typ	Zeit / Dauer
	Zeit	Typ	Zeit / Dauer
Sonntag	Zeit	Typ	Zeit / Dauer
	Zeit	Typ	Zeit / Dauer

Protokoll

WORKOUT NAME												
Datum		Mo Di Mi Do Fr Sa So				Startzeit				Endzeit		
Übungen		Set 1		Set 2		Set 3		Set 4		Set 5		Set 6
		Üb	Wh	Üb	Wh	Üb	Wh	Üb	Wh	Üb	Wh	Üb	Wh

Cardio	Zeit	Entfernung	Herz-Frequenz	Kalorien	NOTIZEN

WORKOUT NAME												
Datum		Mo Di Mi Do Fr Sa So				Startzeit				Endzeit		
Übungen		Set 1		Set 2		Set 3		Set 4		Set 5		Set 6
		Üb	Wh	Üb	Wh	Üb	Wh	Üb	Wh	Üb	Wh	Üb	Wh

Cardio	Zeit	Entfernung	Herz-Frequenz	Kalorien	NOTIZEN

Protokoll

WORKOUT NAME												
Datum			Mo Di Mi Do Fr Sa So				Startzeit			Endzeit		

Übungen	Set 1		Set 2		Set 3		Set 4		Set 5		Set 6	
	Üb	Wh	Üb	Wh	Üb	Wh	Üb	Wh	Üb	Wh	Üb	Wh

Cardio	Zeit	Entfernung	Herz-Frequenz	Kalorien	NOTIZEN

WORKOUT NAME												
Datum			Mo Di Mi Do Fr Sa So				Startzeit			Endzeit		

Übungen	Set 1		Set 2		Set 3		Set 4		Set 5		Set 6	
	Üb	Wh	Üb	Wh	Üb	Wh	Üb	Wh	Üb	Wh	Üb	Wh

Cardio	Zeit	Entfernung	Herz-Frequenz	Kalorien	NOTIZEN

Dein Ernährungsplan

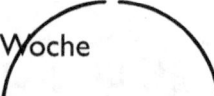 Woche

	Frühstück	Mittagessen	Snacks	Abendessen	Wasser
Montag					
	Kalorien	Kalorien	Kalorien	Kalorien	
Dienstag					
	Kalorien	Kalorien	Kalorien	Kalorien	
Mittwoch					
	Kalorien	Kalorien	Kalorien	Kalorien	
Donnerstag					
	Kalorien	Kalorien	Kalorien	Kalorien	
Freitag					
	Kalorien	Kalorien	Kalorien	Kalorien	
Samstag					
	Kalorien	Kalorien	Kalorien	Kalorien	
Sonntag					
	Kalorien	Kalorien	Kalorien	Kalorien	

Mein Zeitplan

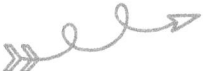 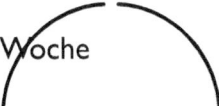

Woche

	Übungen		Rest / Schlaf
Montag	Zeit	Typ	Zeit / Dauer
	Zeit	Typ	Zeit / Dauer
Dienstag	Zeit	Typ	Zeit / Dauer
	Zeit	Typ	Zeit / Dauer
Mittwoch	Zeit	Typ	Zeit / Dauer
	Zeit	Typ	Zeit / Dauer
Donnerstag	Zeit	Typ	Zeit / Dauer
	Zeit	Typ	Zeit / Dauer
Freitag	Zeit	Typ	Zeit / Dauer
	Zeit	Typ	Zeit / Dauer
Samstag	Zeit	Typ	Zeit / Dauer
	Zeit	Typ	Zeit / Dauer
Sonntag	Zeit	Typ	Zeit / Dauer
	Zeit	Typ	Zeit / Dauer

Protokoll

WORKOUT NAME												

Datum		Mo Di Mi Do Fr Sa So				Startzeit				Endzeit		
Übungen		Set 1		Set 2		Set 3		Set 4		Set 5		Set 6
		Üb	Wh	Üb	Wh	Üb	Wh	Üb	Wh	Üb	Wh	Üb	Wh

Cardio	Zeit	Entfernung	Herz-Frequenz	Kalorien	NOTIZEN

WORKOUT NAME												

Datum		Mo Di Mi Do Fr Sa So				Startzeit				Endzeit		
Übungen		Set 1		Set 2		Set 3		Set 4		Set 5		Set 6
		Üb	Wh	Üb	Wh	Üb	Wh	Üb	Wh	Üb	Wh	Üb	Wh

Cardio	Zeit	Entfernung	Herz-Frequenz	Kalorien	NOTIZEN

Protokoll

WORKOUT NAME												
Datum		Mo Di Mi Do Fr Sa So			Startzeit			Endzeit				
Übungen	**Set 1**		**Set 2**		**Set 3**		**Set 4**		**Set 5**		**Set 6**	
	Üb	Wh	Üb	Wh	Üb	Wh	Üb	Wh	Üb	Wh	Üb	Wh

Cardio	Zeit	Entfernung	Herz-Frequenz	Kalorien	NOTIZEN

WORKOUT NAME												
Datum		Mo Di Mi Do Fr Sa So			Startzeit			Endzeit				
Übungen	**Set 1**		**Set 2**		**Set 3**		**Set 4**		**Set 5**		**Set 6**	
	Üb	Wh	Üb	Wh	Üb	Wh	Üb	Wh	Üb	Wh	Üb	Wh

Cardio	Zeit	Entfernung	Herz-Frequenz	Kalorien	NOTIZEN

Dein Ernährungsplan

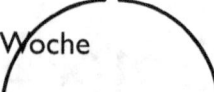 Woche

	Frühstück	Mittagessen	Snacks	Abendessen	Wasser
Montag					
	Kalorien	Kalorien	Kalorien	Kalorien	
Dienstag					
	Kalorien	Kalorien	Kalorien	Kalorien	
Mittwoch					
	Kalorien	Kalorien	Kalorien	Kalorien	
Donnerstag					
	Kalorien	Kalorien	Kalorien	Kalorien	
Freitag					
	Kalorien	Kalorien	Kalorien	Kalorien	
Samstag					
	Kalorien	Kalorien	Kalorien	Kalorien	
Sonntag					
	Kalorien	Kalorien	Kalorien	Kalorien	

Mein Zeitplan

 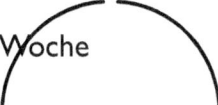

Woche

	Übungen		Rest / Schlaf
Montag	Zeit	Typ	Zeit / Dauer
	Zeit	Typ	Zeit / Dauer
Dienstag	Zeit	Typ	Zeit / Dauer
	Zeit	Typ	Zeit / Dauer
Mittwoch	Zeit	Typ	Zeit / Dauer
	Zeit	Typ	Zeit / Dauer
Donnerstag	Zeit	Typ	Zeit / Dauer
	Zeit	Typ	Zeit / Dauer
Freitag	Zeit	Typ	Zeit / Dauer
	Zeit	Typ	Zeit / Dauer
Samstag	Zeit	Typ	Zeit / Dauer
	Zeit	Typ	Zeit / Dauer
Sonntag	Zeit	Typ	Zeit / Dauer
	Zeit	Typ	Zeit / Dauer

Protokoll

WORKOUT NAME												
Datum		Mo Di Mi Do Fr Sa So				Startzeit				Endzeit		
Übungen		Set 1		Set 2		Set 3		Set 4		Set 5		Set 6	
	Üb	Wh	Üb	Wh	Üb	Wh	Üb	Wh	Üb	Wh	Üb	Wh

Cardio	Zeit	Entfernung	Herz-Frequenz	Kalorien	NOTIZEN

WORKOUT NAME												
Datum		Mo Di Mi Do Fr Sa So				Startzeit				Endzeit		
Übungen		Set 1		Set 2		Set 3		Set 4		Set 5		Set 6	
	Üb	Wh	Üb	Wh	Üb	Wh	Üb	Wh	Üb	Wh	Üb	Wh

Cardio	Zeit	Entfernung	Herz-Frequenz	Kalorien	NOTIZEN

Protokoll

WORKOUT NAME												
Datum		Mo Di Mi Do Fr Sa So			Startzeit				Endzeit			
Übungen	**Set 1**		**Set 2**		**Set 3**		**Set 4**		**Set 5**		**Set 6**	
	Üb	Wh	Üb	Wh	Üb	Wh	Üb	Wh	Üb	Wh	Üb	Wh

Cardio	Zeit	Entfernung	Herz-Frequenz	Kalorien	NOTIZEN

WORKOUT NAME												
Datum		Mo Di Mi Do Fr Sa So			Startzeit				Endzeit			
Übungen	**Set 1**		**Set 2**		**Set 3**		**Set 4**		**Set 5**		**Set 6**	
	Üb	Wh	Üb	Wh	Üb	Wh	Üb	Wh	Üb	Wh	Üb	Wh

Cardio	Zeit	Entfernung	Herz-Frequenz	Kalorien	NOTIZEN

Dein Ernährungsplan

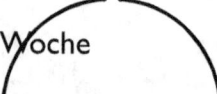 Woche

	Frühstück	Mittagessen	Snacks	Abendessen	Wasser
Montag					
	Kalorien	Kalorien	Kalorien	Kalorien	
Dienstag					
	Kalorien	Kalorien	Kalorien	Kalorien	
Mittwoch					
	Kalorien	Kalorien	Kalorien	Kalorien	
Donnerstag					
	Kalorien	Kalorien	Kalorien	Kalorien	
Freitag					
	Kalorien	Kalorien	Kalorien	Kalorien	
Samstag					
	Kalorien	Kalorien	Kalorien	Kalorien	
Sonntag					
	Kalorien	Kalorien	Kalorien	Kalorien	

Mein Zeitplan

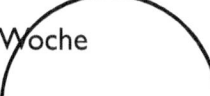

Woche

	Übungen		Rest / Schlaf
Montag	Zeit	Typ	Zeit / Dauer
	Zeit	Typ	Zeit / Dauer
Dienstag	Zeit	Typ	Zeit / Dauer
	Zeit	Typ	Zeit / Dauer
Mittwoch	Zeit	Typ	Zeit / Dauer
	Zeit	Typ	Zeit / Dauer
Donnerstag	Zeit	Typ	Zeit / Dauer
	Zeit	Typ	Zeit / Dauer
Freitag	Zeit	Typ	Zeit / Dauer
	Zeit	Typ	Zeit / Dauer
Samstag	Zeit	Typ	Zeit / Dauer
	Zeit	Typ	Zeit / Dauer
Sonntag	Zeit	Typ	Zeit / Dauer
	Zeit	Typ	Zeit / Dauer

Protokoll

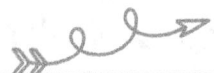

WORKOUT NAME		

Datum		Mo Di Mi Do Fr Sa So		Startzeit		Endzeit	

Übungen	Set 1		Set 2		Set 3		Set 4		Set 5		Set 6	
	Üb	Wh	Üb	Wh	Üb	Wh	Üb	Wh	Üb	Wh	Üb	Wh

Cardio	Zeit	Entfernung	Herz-Frequenz	Kalorien	NOTIZEN

WORKOUT NAME		

Datum		Mo Di Mi Do Fr Sa So		Startzeit		Endzeit	

Übungen	Set 1		Set 2		Set 3		Set 4		Set 5		Set 6	
	Üb	Wh	Üb	Wh	Üb	Wh	Üb	Wh	Üb	Wh	Üb	Wh

Cardio	Zeit	Entfernung	Herz-Frequenz	Kalorien	NOTIZEN

Protokoll

WORKOUT NAME												

Datum		Mo Di Mi Do Fr Sa So			Startzeit			Endzeit				
Übungen		Set 1		Set 2		Set 3		Set 4		Set 5		Set 6
		Üb	Wh	Üb	Wh	Üb	Wh	Üb	Wh	Üb	Wh	Üb	Wh

Cardio	Zeit	Entfernung	Herz-Frequenz	Kalorien	NOTIZEN

WORKOUT NAME												

Datum		Mo Di Mi Do Fr Sa So			Startzeit			Endzeit				
Übungen		Set 1		Set 2		Set 3		Set 4		Set 5		Set 6
		Üb	Wh	Üb	Wh	Üb	Wh	Üb	Wh	Üb	Wh	Üb	Wh

Cardio	Zeit	Entfernung	Herz-Frequenz	Kalorien	NOTIZEN

Meine Monatsziele

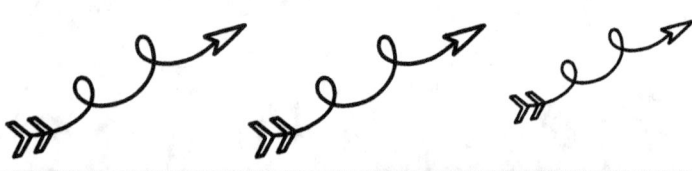
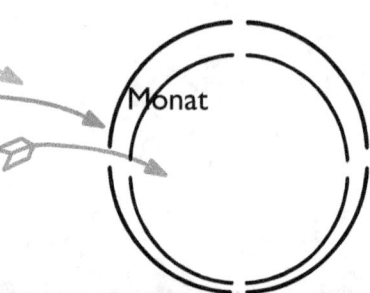

Monat

	Ist-Zustand	Ziel	Erreicht
Gewicht			
Körperfett			
Energie Level			
Kalorien pro Tag			
Sonstiges			

	Erforderliche Maßnahmen
Gewicht	
Körperfett	
Energie Level	
Kalorien pro Tag	
Sonstiges	

Meine Belohnung

Dein Ernährungsplan

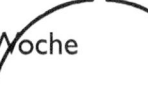

Woche

	Frühstück	Mittagessen	Snacks	Abendessen	Wasser
Montag					
	Kalorien	Kalorien	Kalorien	Kalorien	
Dienstag					
	Kalorien	Kalorien	Kalorien	Kalorien	
Mittwoch					
	Kalorien	Kalorien	Kalorien	Kalorien	
Donnerstag					
	Kalorien	Kalorien	Kalorien	Kalorien	
Freitag					
	Kalorien	Kalorien	Kalorien	Kalorien	
Samstag					
	Kalorien	Kalorien	Kalorien	Kalorien	
Sonntag					
	Kalorien	Kalorien	Kalorien	Kalorien	

Mein Zeitplan

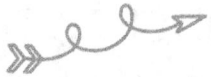 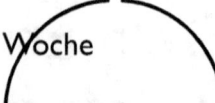

Woche

	Übungen		Rest / Schlaf
Montag	Zeit	Typ	Zeit / Dauer
	Zeit	Typ	Zeit / Dauer
Dienstag	Zeit	Typ	Zeit / Dauer
	Zeit	Typ	Zeit / Dauer
Mittwoch	Zeit	Typ	Zeit / Dauer
	Zeit	Typ	Zeit / Dauer
Donnerstag	Zeit	Typ	Zeit / Dauer
	Zeit	Typ	Zeit / Dauer
Freitag	Zeit	Typ	Zeit / Dauer
	Zeit	Typ	Zeit / Dauer
Samstag	Zeit	Typ	Zeit / Dauer
	Zeit	Typ	Zeit / Dauer
Sonntag	Zeit	Typ	Zeit / Dauer
	Zeit	Typ	Zeit / Dauer

Protokoll

WORKOUT NAME											

Datum			Mo Di Mi Do Fr Sa So			Startzeit			Endzeit		
Übungen		Set 1		Set 2		Set 3		Set 4		Set 5		Set 6
	Üb	Wh	Üb	Wh	Üb	Wh	Üb	Wh	Üb	Wh	Üb	Wh

Cardio	Zeit	Entfernung	Herz-Frequenz	Kalorien	NOTIZEN

WORKOUT NAME											

Datum			Mo Di Mi Do Fr Sa So			Startzeit			Endzeit		
Übungen		Set 1		Set 2		Set 3		Set 4		Set 5		Set 6
	Üb	Wh	Üb	Wh	Üb	Wh	Üb	Wh	Üb	Wh	Üb	Wh

Cardio	Zeit	Entfernung	Herz-Frequenz	Kalorien	NOTIZEN

Protokoll

WORKOUT NAME		

Datum	Mo Di Mi Do Fr Sa So	Startzeit	Endzeit

Übungen	Set 1		Set 2		Set 3		Set 4		Set 5		Set 6	
	Üb	Wh	Üb	Wh	Üb	Wh	Üb	Wh	Üb	Wh	Üb	Wh

Cardio	Zeit	Entfernung	Herz-Frequenz	Kalorien	NOTIZEN

WORKOUT NAME		

Datum	Mo Di Mi Do Fr Sa So	Startzeit	Endzeit

Übungen	Set 1		Set 2		Set 3		Set 4		Set 5		Set 6	
	Üb	Wh	Üb	Wh	Üb	Wh	Üb	Wh	Üb	Wh	Üb	Wh

Cardio	Zeit	Entfernung	Herz-Frequenz	Kalorien	NOTIZEN

Dein Ernährungsplan

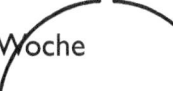
Woche

	Frühstück	Mittagessen	Snacks	Abendessen	Wasser
Montag					
	Kalorien	Kalorien	Kalorien	Kalorien	
Dienstag					
	Kalorien	Kalorien	Kalorien	Kalorien	
Mittwoch					
	Kalorien	Kalorien	Kalorien	Kalorien	
Donnerstag					
	Kalorien	Kalorien	Kalorien	Kalorien	
Freitag					
	Kalorien	Kalorien	Kalorien	Kalorien	
Samstag					
	Kalorien	Kalorien	Kalorien	Kalorien	
Sonntag					
	Kalorien	Kalorien	Kalorien	Kalorien	

Mein Zeitplan

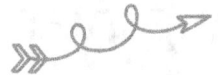 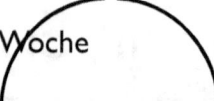

Woche

	Übungen		Rest / Schlaf
Montag	Zeit	Typ	Zeit / Dauer
	Zeit	Typ	Zeit / Dauer
Dienstag	Zeit	Typ	Zeit / Dauer
	Zeit	Typ	Zeit / Dauer
Mittwoch	Zeit	Typ	Zeit / Dauer
	Zeit	Typ	Zeit / Dauer
Donnerstag	Zeit	Typ	Zeit / Dauer
	Zeit	Typ	Zeit / Dauer
Freitag	Zeit	Typ	Zeit / Dauer
	Zeit	Typ	Zeit / Dauer
Samstag	Zeit	Typ	Zeit / Dauer
	Zeit	Typ	Zeit / Dauer
Sonntag	Zeit	Typ	Zeit / Dauer
	Zeit	Typ	Zeit / Dauer

Protokoll

WORKOUT NAME												
Datum		Mo Di Mi Do Fr Sa So				Startzeit				Endzeit		
Übungen		Set 1		Set 2		Set 3		Set 4		Set 5		Set 6
		Üb	Wh	Üb	Wh	Üb	Wh	Üb	Wh	Üb	Wh	Üb	Wh

Cardio	Zeit	Entfernung	Herz-Frequenz	Kalorien	NOTIZEN

WORKOUT NAME												
Datum		Mo Di Mi Do Fr Sa So				Startzeit				Endzeit		
Übungen		Set 1		Set 2		Set 3		Set 4		Set 5		Set 6
		Üb	Wh	Üb	Wh	Üb	Wh	Üb	Wh	Üb	Wh	Üb	Wh

Cardio	Zeit	Entfernung	Herz-Frequenz	Kalorien	NOTIZEN

Protokoll

WORKOUT NAME												

Datum		Mo Di Mi Do Fr Sa So		Startzeit				Endzeit				
Übungen		Set 1		Set 2		Set 3		Set 4		Set 5		Set 6
		Üb	Wh	Üb	Wh	Üb	Wh	Üb	Wh	Üb	Wh	Üb	Wh

Cardio	Zeit	Entfernung	Herz-Frequenz	Kalorien	NOTIZEN

WORKOUT NAME												

Datum		Mo Di Mi Do Fr Sa So		Startzeit				Endzeit				
Übungen		Set 1		Set 2		Set 3		Set 4		Set 5		Set 6
		Üb	Wh	Üb	Wh	Üb	Wh	Üb	Wh	Üb	Wh	Üb	Wh

Cardio	Zeit	Entfernung	Herz-Frequenz	Kalorien	NOTIZEN

Dein Ernährungsplan

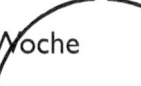 Woche

	Frühstück	Mittagessen	Snacks	Abendessen	Wasser
Montag					
	Kalorien	Kalorien	Kalorien	Kalorien	
Dienstag					
	Kalorien	Kalorien	Kalorien	Kalorien	
Mittwoch					
	Kalorien	Kalorien	Kalorien	Kalorien	
Donnerstag					
	Kalorien	Kalorien	Kalorien	Kalorien	
Freitag					
	Kalorien	Kalorien	Kalorien	Kalorien	
Samstag					
	Kalorien	Kalorien	Kalorien	Kalorien	
Sonntag					
	Kalorien	Kalorien	Kalorien	Kalorien	

Mein Zeitplan

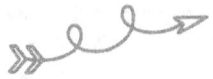 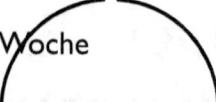 Woche

	Übungen		Rest / Schlaf
Montag	Zeit	Typ	Zeit / Dauer
	Zeit	Typ	Zeit / Dauer
Dienstag	Zeit	Typ	Zeit / Dauer
	Zeit	Typ	Zeit / Dauer
Mittwoch	Zeit	Typ	Zeit / Dauer
	Zeit	Typ	Zeit / Dauer
Donnerstag	Zeit	Typ	Zeit / Dauer
	Zeit	Typ	Zeit / Dauer
Freitag	Zeit	Typ	Zeit / Dauer
	Zeit	Typ	Zeit / Dauer
Samstag	Zeit	Typ	Zeit / Dauer
	Zeit	Typ	Zeit / Dauer
Sonntag	Zeit	Typ	Zeit / Dauer
	Zeit	Typ	Zeit / Dauer

Protokoll

WORKOUT NAME												
Datum		Mo Di Mi Do Fr Sa So			Startzeit				Endzeit			
Übungen	Set 1		Set 2		Set 3		Set 4		Set 5		Set 6	
	Üb	Wh	Üb	Wh	Üb	Wh	Üb	Wh	Üb	Wh	Üb	Wh

Cardio	Zeit	Entfernung	Herz-Frequenz	Kalorien	NOTIZEN

WORKOUT NAME												
Datum		Mo Di Mi Do Fr Sa So			Startzeit				Endzeit			
Übungen	Set 1		Set 2		Set 3		Set 4		Set 5		Set 6	
	Üb	Wh	Üb	Wh	Üb	Wh	Üb	Wh	Üb	Wh	Üb	Wh

Cardio	Zeit	Entfernung	Herz-Frequenz	Kalorien	NOTIZEN

Protokoll

WORKOUT NAME												

Datum		Mo Di Mi Do Fr Sa So			Startzeit			Endzeit				
Übungen		**Set 1**		**Set 2**		**Set 3**		**Set 4**		**Set 5**		**Set 6**
		Üb	Wh	Üb	Wh	Üb	Wh	Üb	Wh	Üb	Wh	Üb	Wh

Cardio	Zeit	Entfernung	Herz-Frequenz	Kalorien	NOTIZEN

WORKOUT NAME												

Datum		Mo Di Mi Do Fr Sa So			Startzeit			Endzeit				
Übungen		**Set 1**		**Set 2**		**Set 3**		**Set 4**		**Set 5**		**Set 6**
		Üb	Wh	Üb	Wh	Üb	Wh	Üb	Wh	Üb	Wh	Üb	Wh

Cardio	Zeit	Entfernung	Herz-Frequenz	Kalorien	NOTIZEN

Dein Ernährungsplan

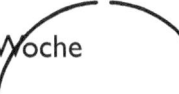

Woche

	Frühstück	Mittagessen	Snacks	Abendessen	Wasser
Montag					
	Kalorien	Kalorien	Kalorien	Kalorien	
Dienstag					
	Kalorien	Kalorien	Kalorien	Kalorien	
Mittwoch					
	Kalorien	Kalorien	Kalorien	Kalorien	
Donnerstag					
	Kalorien	Kalorien	Kalorien	Kalorien	
Freitag					
	Kalorien	Kalorien	Kalorien	Kalorien	
Samstag					
	Kalorien	Kalorien	Kalorien	Kalorien	
Sonntag					
	Kalorien	Kalorien	Kalorien	Kalorien	

Mein Zeitplan

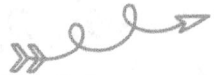 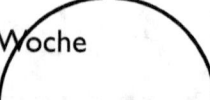

Woche

	Übungen		Rest / Schlaf
Montag	Zeit	Typ	Zeit / Dauer
	Zeit	Typ	Zeit / Dauer
Dienstag	Zeit	Typ	Zeit / Dauer
	Zeit	Typ	Zeit / Dauer
Mittwoch	Zeit	Typ	Zeit / Dauer
	Zeit	Typ	Zeit / Dauer
Donnerstag	Zeit	Typ	Zeit / Dauer
	Zeit	Typ	Zeit / Dauer
Freitag	Zeit	Typ	Zeit / Dauer
	Zeit	Typ	Zeit / Dauer
Samstag	Zeit	Typ	Zeit / Dauer
	Zeit	Typ	Zeit / Dauer
Sonntag	Zeit	Typ	Zeit / Dauer
	Zeit	Typ	Zeit / Dauer

Protokoll

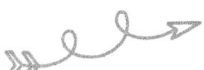

WORKOUT NAME												

Datum		Mo Di Mi Do Fr Sa So				Startzeit				Endzeit		
Übungen		**Set 1**		**Set 2**		**Set 3**		**Set 4**		**Set 5**		**Set 6**
		Üb	Wh	Üb	Wh	Üb	Wh	Üb	Wh	Üb	Wh	Üb	Wh

Cardio	Zeit	Entfernung	Herz-Frequenz	Kalorien	NOTIZEN

WORKOUT NAME												

Datum		Mo Di Mi Do Fr Sa So				Startzeit				Endzeit		
Übungen		**Set 1**		**Set 2**		**Set 3**		**Set 4**		**Set 5**		**Set 6**
		Üb	Wh	Üb	Wh	Üb	Wh	Üb	Wh	Üb	Wh	Üb	Wh

Cardio	Zeit	Entfernung	Herz-Frequenz	Kalorien	NOTIZEN

Protokoll

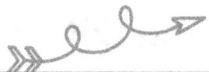

WORKOUT NAME												
Datum		Mo Di Mi Do Fr Sa So				Startzeit				Endzeit		
Übungen	**Set 1**		**Set 2**		**Set 3**		**Set 4**		**Set 5**		**Set 6**	
	Üb	Wh	Üb	Wh	Üb	Wh	Üb	Wh	Üb	Wh	Üb	Wh

Cardio	Zeit	Entfernung	Herz-Frequenz	Kalorien	NOTIZEN

WORKOUT NAME												
Datum		Mo Di Mi Do Fr Sa So				Startzeit				Endzeit		
Übungen	**Set 1**		**Set 2**		**Set 3**		**Set 4**		**Set 5**		**Set 6**	
	Üb	Wh	Üb	Wh	Üb	Wh	Üb	Wh	Üb	Wh	Üb	Wh

Cardio	Zeit	Entfernung	Herz-Frequenz	Kalorien	NOTIZEN

Meine Monatsziele

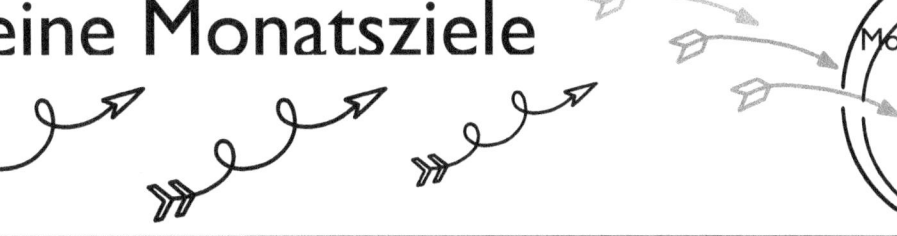

Monat

	Ist-Zustand	Ziel	Erreicht
Gewicht			
Körperfett			
Energie Level			
Kalorien pro Tag			
Sonstiges			

	Erforderliche Maßnahmen
Gewicht	
Körperfett	
Energie Level	
Kalorien pro Tag	
Sonstiges	

Meine Belohnung

Dein Ernährungsplan

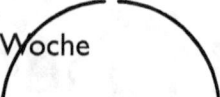

	Frühstück	Mittagessen	Snacks	Abendessen	Wasser
Montag					
	Kalorien	Kalorien	Kalorien	Kalorien	
Dienstag					
	Kalorien	Kalorien	Kalorien	Kalorien	
Mittwoch					
	Kalorien	Kalorien	Kalorien	Kalorien	
Donnerstag					
	Kalorien	Kalorien	Kalorien	Kalorien	
Freitag					
	Kalorien	Kalorien	Kalorien	Kalorien	
Samstag					
	Kalorien	Kalorien	Kalorien	Kalorien	
Sonntag					
	Kalorien	Kalorien	Kalorien	Kalorien	

Mein Zeitplan

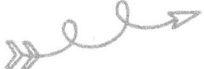 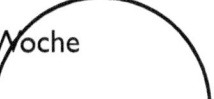 Woche

	Übungen		Rest / Schlaf
Montag	Zeit	Typ	Zeit / Dauer
	Zeit	Typ	Zeit / Dauer
Dienstag	Zeit	Typ	Zeit / Dauer
	Zeit	Typ	Zeit / Dauer
Mittwoch	Zeit	Typ	Zeit / Dauer
	Zeit	Typ	Zeit / Dauer
Donnerstag	Zeit	Typ	Zeit / Dauer
	Zeit	Typ	Zeit / Dauer
Freitag	Zeit	Typ	Zeit / Dauer
	Zeit	Typ	Zeit / Dauer
Samstag	Zeit	Typ	Zeit / Dauer
	Zeit	Typ	Zeit / Dauer
Sonntag	Zeit	Typ	Zeit / Dauer
	Zeit	Typ	Zeit / Dauer

Protokoll

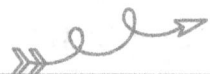

WORKOUT NAME												

Datum		Mo Di Mi Do Fr Sa So				Startzeit				Endzeit		
Übungen		**Set 1**		**Set 2**		**Set 3**		**Set 4**		**Set 5**		**Set 6**
		Üb	Wh	Üb	Wh	Üb	Wh	Üb	Wh	Üb	Wh	Üb	Wh

Cardio	Zeit	Entfernung	Herz-Frequenz	Kalorien	NOTIZEN

WORKOUT NAME												

Datum		Mo Di Mi Do Fr Sa So				Startzeit				Endzeit		
Übungen		**Set 1**		**Set 2**		**Set 3**		**Set 4**		**Set 5**		**Set 6**
		Üb	Wh	Üb	Wh	Üb	Wh	Üb	Wh	Üb	Wh	Üb	Wh

Cardio	Zeit	Entfernung	Herz-Frequenz	Kalorien	NOTIZEN

Protokoll

WORKOUT NAME												

Datum	Mo Di Mi Do Fr Sa So		Startzeit		Endzeit	

Übungen	Set 1		Set 2		Set 3		Set 4		Set 5		Set 6	
	Üb	Wh	Üb	Wh	Üb	Wh	Üb	Wh	Üb	Wh	Üb	Wh

Cardio	Zeit	Entfernung	Herz-Frequenz	Kalorien	NOTIZEN

WORKOUT NAME												

Datum	Mo Di Mi Do Fr Sa So		Startzeit		Endzeit	

Übungen	Set 1		Set 2		Set 3		Set 4		Set 5		Set 6	
	Üb	Wh	Üb	Wh	Üb	Wh	Üb	Wh	Üb	Wh	Üb	Wh

Cardio	Zeit	Entfernung	Herz-Frequenz	Kalorien	NOTIZEN

Dein Ernährungsplan

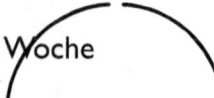

Woche

	Frühstück	Mittagessen	Snacks	Abendessen	Wasser
Montag					
	Kalorien	Kalorien	Kalorien	Kalorien	
Dienstag					
	Kalorien	Kalorien	Kalorien	Kalorien	
Mittwoch					
	Kalorien	Kalorien	Kalorien	Kalorien	
Donnerstag					
	Kalorien	Kalorien	Kalorien	Kalorien	
Freitag					
	Kalorien	Kalorien	Kalorien	Kalorien	
Samstag					
	Kalorien	Kalorien	Kalorien	Kalorien	
Sonntag					
	Kalorien	Kalorien	Kalorien	Kalorien	

Mein Zeitplan

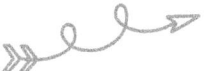 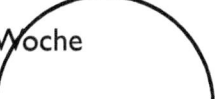 Woche

	Übungen		Rest / Schlaf
Montag	Zeit	Typ	Zeit / Dauer
	Zeit	Typ	Zeit / Dauer
Dienstag	Zeit	Typ	Zeit / Dauer
	Zeit	Typ	Zeit / Dauer
Mittwoch	Zeit	Typ	Zeit / Dauer
	Zeit	Typ	Zeit / Dauer
Donnerstag	Zeit	Typ	Zeit / Dauer
	Zeit	Typ	Zeit / Dauer
Freitag	Zeit	Typ	Zeit / Dauer
	Zeit	Typ	Zeit / Dauer
Samstag	Zeit	Typ	Zeit / Dauer
	Zeit	Typ	Zeit / Dauer
Sonntag	Zeit	Typ	Zeit / Dauer
	Zeit	Typ	Zeit / Dauer

Protokoll

WORKOUT NAME												

Datum		Mo Di Mi Do Fr Sa So				Startzeit				Endzeit		
Übungen		Set 1		Set 2		Set 3		Set 4		Set 5		Set 6
		Üb	Wh	Üb	Wh	Üb	Wh	Üb	Wh	Üb	Wh	Üb	Wh

Cardio	Zeit	Entfernung	Herz-Frequenz	Kalorien	NOTIZEN

WORKOUT NAME												

Datum		Mo Di Mi Do Fr Sa So				Startzeit				Endzeit		
Übungen		Set 1		Set 2		Set 3		Set 4		Set 5		Set 6
		Üb	Wh	Üb	Wh	Üb	Wh	Üb	Wh	Üb	Wh	Üb	Wh

Cardio	Zeit	Entfernung	Herz-Frequenz	Kalorien	NOTIZEN

Protokoll

WORKOUT NAME

Datum	Mo Di Mi Do Fr Sa So		Startzeit		Endzeit	

Übungen	Set 1		Set 2		Set 3		Set 4		Set 5		Set 6	
	Üb	Wh	Üb	Wh	Üb	Wh	Üb	Wh	Üb	Wh	Üb	Wh

Cardio	Zeit	Entfernung	Herz-Frequenz	Kalorien	NOTIZEN

WORKOUT NAME

Datum	Mo Di Mi Do Fr Sa So		Startzeit		Endzeit	

Übungen	Set 1		Set 2		Set 3		Set 4		Set 5		Set 6	
	Üb	Wh	Üb	Wh	Üb	Wh	Üb	Wh	Üb	Wh	Üb	Wh

Cardio	Zeit	Entfernung	Herz-Frequenz	Kalorien	NOTIZEN

Dein Ernährungsplan

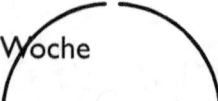 Woche

	Frühstück	Mittagessen	Snacks	Abendessen	Wasser
Montag					
	Kalorien	Kalorien	Kalorien	Kalorien	
Dienstag					
	Kalorien	Kalorien	Kalorien	Kalorien	
Mittwoch					
	Kalorien	Kalorien	Kalorien	Kalorien	
Donnerstag					
	Kalorien	Kalorien	Kalorien	Kalorien	
Freitag					
	Kalorien	Kalorien	Kalorien	Kalorien	
Samstag					
	Kalorien	Kalorien	Kalorien	Kalorien	
Sonntag					
	Kalorien	Kalorien	Kalorien	Kalorien	

Mein Zeitplan

 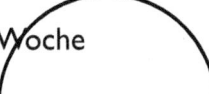

Woche

	Übungen		Rest / Schlaf
Montag	Zeit	Typ	Zeit / Dauer
	Zeit	Typ	Zeit / Dauer
Dienstag	Zeit	Typ	Zeit / Dauer
	Zeit	Typ	Zeit / Dauer
Mittwoch	Zeit	Typ	Zeit / Dauer
	Zeit	Typ	Zeit / Dauer
Donnerstag	Zeit	Typ	Zeit / Dauer
	Zeit	Typ	Zeit / Dauer
Freitag	Zeit	Typ	Zeit / Dauer
	Zeit	Typ	Zeit / Dauer
Samstag	Zeit	Typ	Zeit / Dauer
	Zeit	Typ	Zeit / Dauer
Sonntag	Zeit	Typ	Zeit / Dauer
	Zeit	Typ	Zeit / Dauer

Protokoll

WORKOUT NAME												
Datum	Mo Di Mi Do Fr Sa So			Startzeit				Endzeit				
Übungen	Set 1		Set 2		Set 3		Set 4		Set 5		Set 6	
	Üb	Wh	Üb	Wh	Üb	Wh	Üb	Wh	Üb	Wh	Üb	Wh

Cardio	Zeit	Entfernung	Herz-Frequenz	Kalorien	NOTIZEN

WORKOUT NAME												
Datum	Mo Di Mi Do Fr Sa So			Startzeit				Endzeit				
Übungen	Set 1		Set 2		Set 3		Set 4		Set 5		Set 6	
	Üb	Wh	Üb	Wh	Üb	Wh	Üb	Wh	Üb	Wh	Üb	Wh

Cardio	Zeit	Entfernung	Herz-Frequenz	Kalorien	NOTIZEN

Protokoll

WORKOUT NAME												

Datum	Mo Di Mi Do Fr Sa So		Startzeit		Endzeit	

Übungen	Set 1		Set 2		Set 3		Set 4		Set 5		Set 6	
	Üb	Wh	Üb	Wh	Üb	Wh	Üb	Wh	Üb	Wh	Üb	Wh

Cardio	Zeit	Entfernung	Herz-Frequenz	Kalorien	NOTIZEN

WORKOUT NAME												

Datum	Mo Di Mi Do Fr Sa So		Startzeit		Endzeit	

Übungen	Set 1		Set 2		Set 3		Set 4		Set 5		Set 6	
	Üb	Wh	Üb	Wh	Üb	Wh	Üb	Wh	Üb	Wh	Üb	Wh

Cardio	Zeit	Entfernung	Herz-Frequenz	Kalorien	NOTIZEN

Dein Ernährungsplan

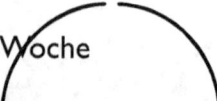 Woche

	Frühstück	Mittagessen	Snacks	Abendessen	Wasser
Montag					
	Kalorien	Kalorien	Kalorien	Kalorien	
Dienstag					
	Kalorien	Kalorien	Kalorien	Kalorien	
Mittwoch					
	Kalorien	Kalorien	Kalorien	Kalorien	
Donnerstag					
	Kalorien	Kalorien	Kalorien	Kalorien	
Freitag					
	Kalorien	Kalorien	Kalorien	Kalorien	
Samstag					
	Kalorien	Kalorien	Kalorien	Kalorien	
Sonntag					
	Kalorien	Kalorien	Kalorien	Kalorien	

Mein Zeitplan

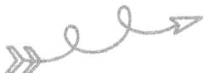 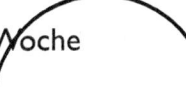 Woche

	Übungen		Rest / Schlaf
Montag	Zeit	Typ	Zeit / Dauer
	Zeit	Typ	Zeit / Dauer
Dienstag	Zeit	Typ	Zeit / Dauer
	Zeit	Typ	Zeit / Dauer
Mittwoch	Zeit	Typ	Zeit / Dauer
	Zeit	Typ	Zeit / Dauer
Donnerstag	Zeit	Typ	Zeit / Dauer
	Zeit	Typ	Zeit / Dauer
Freitag	Zeit	Typ	Zeit / Dauer
	Zeit	Typ	Zeit / Dauer
Samstag	Zeit	Typ	Zeit / Dauer
	Zeit	Typ	Zeit / Dauer
Sonntag	Zeit	Typ	Zeit / Dauer
	Zeit	Typ	Zeit / Dauer

Protokoll

WORKOUT NAME												
Datum	Mo Di Mi Do Fr Sa So				Startzeit			Endzeit				
Übungen	**Set 1**		**Set 2**		**Set 3**		**Set 4**		**Set 5**		**Set 6**	
	Üb	Wh	Üb	Wh	Üb	Wh	Üb	Wh	Üb	Wh	Üb	Wh

Cardio	Zeit	Entfernung	Herz-Frequenz	Kalorien	NOTIZEN

WORKOUT NAME												
Datum	Mo Di Mi Do Fr Sa So				Startzeit			Endzeit				
Übungen	**Set 1**		**Set 2**		**Set 3**		**Set 4**		**Set 5**		**Set 6**	
	Üb	Wh	Üb	Wh	Üb	Wh	Üb	Wh	Üb	Wh	Üb	Wh

Cardio	Zeit	Entfernung	Herz-Frequenz	Kalorien	NOTIZEN

Protokoll

WORKOUT NAME												

Datum		Mo Di Mi Do Fr Sa So			Startzeit			Endzeit				
Übungen		**Set 1**		**Set 2**		**Set 3**		**Set 4**		**Set 5**		**Set 6**
		Üb	Wh	Üb	Wh	Üb	Wh	Üb	Wh	Üb	Wh	Üb	Wh

Cardio	Zeit	Entfernung	Herz-Frequenz	Kalorien	NOTIZEN

WORKOUT NAME												

Datum		Mo Di Mi Do Fr Sa So			Startzeit			Endzeit				
Übungen		**Set 1**		**Set 2**		**Set 3**		**Set 4**		**Set 5**		**Set 6**
		Üb	Wh	Üb	Wh	Üb	Wh	Üb	Wh	Üb	Wh	Üb	Wh

Cardio	Zeit	Entfernung	Herz-Frequenz	Kalorien	NOTIZEN

Meine Monatsziele

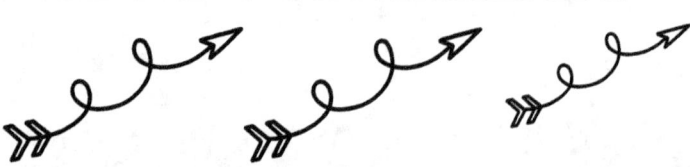
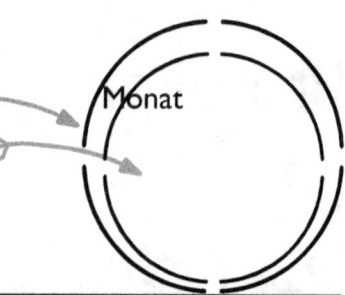

Monat

	Ist-Zustand	Ziel	Erreicht
Gewicht			
Körperfett			
Energie Level			
Kalorien pro Tag			
Sonstiges			

	Erforderliche Maßnahmen
Gewicht	
Körperfett	
Energie Level	
Kalorien pro Tag	
Sonstiges	

Meine Belohnung

Dein Ernährungsplan

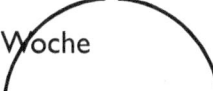

Woche

	Frühstück	Mittagessen	Snacks	Abendessen	Wasser
Montag					
	Kalorien	Kalorien	Kalorien	Kalorien	
Dienstag					
	Kalorien	Kalorien	Kalorien	Kalorien	
Mittwoch					
	Kalorien	Kalorien	Kalorien	Kalorien	
Donnerstag					
	Kalorien	Kalorien	Kalorien	Kalorien	
Freitag					
	Kalorien	Kalorien	Kalorien	Kalorien	
Samstag					
	Kalorien	Kalorien	Kalorien	Kalorien	
Sonntag					
	Kalorien	Kalorien	Kalorien	Kalorien	

Mein Zeitplan

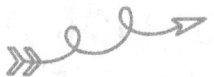 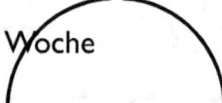

Woche

	Übungen		Rest / Schlaf
Montag	Zeit	Typ	Zeit / Dauer
	Zeit	Typ	Zeit / Dauer
Dienstag	Zeit	Typ	Zeit / Dauer
	Zeit	Typ	Zeit / Dauer
Mittwoch	Zeit	Typ	Zeit / Dauer
	Zeit	Typ	Zeit / Dauer
Donnerstag	Zeit	Typ	Zeit / Dauer
	Zeit	Typ	Zeit / Dauer
Freitag	Zeit	Typ	Zeit / Dauer
	Zeit	Typ	Zeit / Dauer
Samstag	Zeit	Typ	Zeit / Dauer
	Zeit	Typ	Zeit / Dauer
Sonntag	Zeit	Typ	Zeit / Dauer
	Zeit	Typ	Zeit / Dauer

Protokoll

WORKOUT NAME												

Datum		Mo Di Mi Do Fr Sa So			Startzeit				Endzeit			
Übungen		**Set 1**		**Set 2**		**Set 3**		**Set 4**		**Set 5**		**Set 6**
		Üb	Wh	Üb	Wh	Üb	Wh	Üb	Wh	Üb	Wh	Üb	Wh

Cardio	Zeit	Entfernung	Herz-Frequenz	Kalorien	NOTIZEN

WORKOUT NAME												

Datum		Mo Di Mi Do Fr Sa So			Startzeit				Endzeit			
Übungen		**Set 1**		**Set 2**		**Set 3**		**Set 4**		**Set 5**		**Set 6**
		Üb	Wh	Üb	Wh	Üb	Wh	Üb	Wh	Üb	Wh	Üb	Wh

Cardio	Zeit	Entfernung	Herz-Frequenz	Kalorien	NOTIZEN

Protokoll

WORKOUT NAME													
Datum		Mo Di Mi Do Fr Sa So				Startzeit				Endzeit			
Übungen		**Set 1**		**Set 2**		**Set 3**		**Set 4**		**Set 5**		**Set 6**	
		Üb	Wh	Üb	Wh	Üb	Wh	Üb	Wh	Üb	Wh	Üb	Wh

Cardio	Zeit	Entfernung	Herz-Frequenz	Kalorien	NOTIZEN

WORKOUT NAME													
Datum		Mo Di Mi Do Fr Sa So				Startzeit				Endzeit			
Übungen		**Set 1**		**Set 2**		**Set 3**		**Set 4**		**Set 5**		**Set 6**	
		Üb	Wh	Üb	Wh	Üb	Wh	Üb	Wh	Üb	Wh	Üb	Wh

Cardio	Zeit	Entfernung	Herz-Frequenz	Kalorien	NOTIZEN

Dein Ernährungsplan

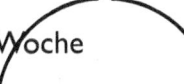

Woche

	Frühstück	Mittagessen	Snacks	Abendessen	Wasser
Montag					
	Kalorien	Kalorien	Kalorien	Kalorien	
Dienstag					
	Kalorien	Kalorien	Kalorien	Kalorien	
Mittwoch					
	Kalorien	Kalorien	Kalorien	Kalorien	
Donnerstag					
	Kalorien	Kalorien	Kalorien	Kalorien	
Freitag					
	Kalorien	Kalorien	Kalorien	Kalorien	
Samstag					
	Kalorien	Kalorien	Kalorien	Kalorien	
Sonntag					
	Kalorien	Kalorien	Kalorien	Kalorien	

Mein Zeitplan

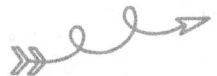 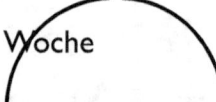

Woche

	Übungen		Rest / Schlaf
Montag	Zeit	Typ	Zeit / Dauer
	Zeit	Typ	Zeit / Dauer
Dienstag	Zeit	Typ	Zeit / Dauer
	Zeit	Typ	Zeit / Dauer
Mittwoch	Zeit	Typ	Zeit / Dauer
	Zeit	Typ	Zeit / Dauer
Donnerstag	Zeit	Typ	Zeit / Dauer
	Zeit	Typ	Zeit / Dauer
Freitag	Zeit	Typ	Zeit / Dauer
	Zeit	Typ	Zeit / Dauer
Samstag	Zeit	Typ	Zeit / Dauer
	Zeit	Typ	Zeit / Dauer
Sonntag	Zeit	Typ	Zeit / Dauer
	Zeit	Typ	Zeit / Dauer

Protokoll

WORKOUT NAME												
Datum		Mo Di Mi Do Fr Sa So			Startzeit				Endzeit			
Übungen	Set 1		Set 2		Set 3		Set 4		Set 5		Set 6	
	Üb	Wh	Üb	Wh	Üb	Wh	Üb	Wh	Üb	Wh	Üb	Wh

Cardio	Zeit	Entfernung	Herz-Frequenz	Kalorien	NOTIZEN

WORKOUT NAME												
Datum		Mo Di Mi Do Fr Sa So			Startzeit				Endzeit			
Übungen	Set 1		Set 2		Set 3		Set 4		Set 5		Set 6	
	Üb	Wh	Üb	Wh	Üb	Wh	Üb	Wh	Üb	Wh	Üb	Wh

Cardio	Zeit	Entfernung	Herz-Frequenz	Kalorien	NOTIZEN

Protokoll

| WORKOUT NAME | | | | | | | | | | | | |

Datum		Mo Di Mi Do Fr Sa So		Startzeit			Endzeit					
Übungen		Set 1		Set 2		Set 3		Set 4		Set 5		Set 6
		Üb	Wh	Üb	Wh	Üb	Wh	Üb	Wh	Üb	Wh	Üb	Wh

Cardio	Zeit	Entfernung	Herz-Frequenz	Kalorien	NOTIZEN

| WORKOUT NAME | | | | | | | | | | | | |

Datum		Mo Di Mi Do Fr Sa So		Startzeit			Endzeit					
Übungen		Set 1		Set 2		Set 3		Set 4		Set 5		Set 6
		Üb	Wh	Üb	Wh	Üb	Wh	Üb	Wh	Üb	Wh	Üb	Wh

Cardio	Zeit	Entfernung	Herz-Frequenz	Kalorien	NOTIZEN

Dein Ernährungsplan

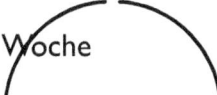

Woche

	Frühstück	Mittagessen	Snacks	Abendessen	Wasser
Montag					
	Kalorien	Kalorien	Kalorien	Kalorien	
Dienstag					
	Kalorien	Kalorien	Kalorien	Kalorien	
Mittwoch					
	Kalorien	Kalorien	Kalorien	Kalorien	
Donnerstag					
	Kalorien	Kalorien	Kalorien	Kalorien	
Freitag					
	Kalorien	Kalorien	Kalorien	Kalorien	
Samstag					
	Kalorien	Kalorien	Kalorien	Kalorien	
Sonntag					
	Kalorien	Kalorien	Kalorien	Kalorien	

Mein Zeitplan

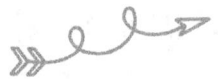 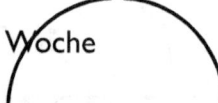

Woche

	Übungen		Rest / Schlaf
Montag	Zeit	Typ	Zeit / Dauer
	Zeit	Typ	Zeit / Dauer
Dienstag	Zeit	Typ	Zeit / Dauer
	Zeit	Typ	Zeit / Dauer
Mittwoch	Zeit	Typ	Zeit / Dauer
	Zeit	Typ	Zeit / Dauer
Donnerstag	Zeit	Typ	Zeit / Dauer
	Zeit	Typ	Zeit / Dauer
Freitag	Zeit	Typ	Zeit / Dauer
	Zeit	Typ	Zeit / Dauer
Samstag	Zeit	Typ	Zeit / Dauer
	Zeit	Typ	Zeit / Dauer
Sonntag	Zeit	Typ	Zeit / Dauer
	Zeit	Typ	Zeit / Dauer

Protokoll

WORKOUT NAME												
Datum		Mo Di Mi Do Fr Sa So			Startzeit			Endzeit				
Übungen	**Set 1**		**Set 2**		**Set 3**		**Set 4**		**Set 5**		**Set 6**	
	Üb	Wh	Üb	Wh	Üb	Wh	Üb	Wh	Üb	Wh	Üb	Wh

Cardio	Zeit	Entfernung	Herz-Frequenz	Kalorien	NOTIZEN

WORKOUT NAME												
Datum		Mo Di Mi Do Fr Sa So			Startzeit			Endzeit				
Übungen	**Set 1**		**Set 2**		**Set 3**		**Set 4**		**Set 5**		**Set 6**	
	Üb	Wh	Üb	Wh	Üb	Wh	Üb	Wh	Üb	Wh	Üb	Wh

Cardio	Zeit	Entfernung	Herz-Frequenz	Kalorien	NOTIZEN

Protokoll

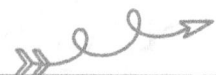

WORKOUT NAME												

Datum		Mo Di Mi Do Fr Sa So				Startzeit			Endzeit			
Übungen		**Set 1**		**Set 2**		**Set 3**		**Set 4**		**Set 5**		**Set 6**
		Üb	Wh	Üb	Wh	Üb	Wh	Üb	Wh	Üb	Wh	Üb	Wh

Cardio	Zeit	Entfernung	Herz-Frequenz	Kalorien	NOTIZEN

WORKOUT NAME												

Datum		Mo Di Mi Do Fr Sa So				Startzeit			Endzeit			
Übungen		**Set 1**		**Set 2**		**Set 3**		**Set 4**		**Set 5**		**Set 6**
		Üb	Wh	Üb	Wh	Üb	Wh	Üb	Wh	Üb	Wh	Üb	Wh

Cardio	Zeit	Entfernung	Herz-Frequenz	Kalorien	NOTIZEN

Dein Ernährungsplan

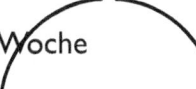
Woche

	Frühstück	Mittagessen	Snacks	Abendessen	Wasser
Montag					
	Kalorien	Kalorien	Kalorien	Kalorien	
Dienstag					
	Kalorien	Kalorien	Kalorien	Kalorien	
Mittwoch					
	Kalorien	Kalorien	Kalorien	Kalorien	
Donnerstag					
	Kalorien	Kalorien	Kalorien	Kalorien	
Freitag					
	Kalorien	Kalorien	Kalorien	Kalorien	
Samstag					
	Kalorien	Kalorien	Kalorien	Kalorien	
Sonntag					
	Kalorien	Kalorien	Kalorien	Kalorien	

Mein Zeitplan

 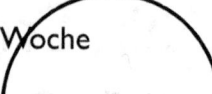

Woche

	Übungen		Rest / Schlaf
Montag	Zeit	Typ	Zeit / Dauer
	Zeit	Typ	Zeit / Dauer
Dienstag	Zeit	Typ	Zeit / Dauer
	Zeit	Typ	Zeit / Dauer
Mittwoch	Zeit	Typ	Zeit / Dauer
	Zeit	Typ	Zeit / Dauer
Donnerstag	Zeit	Typ	Zeit / Dauer
	Zeit	Typ	Zeit / Dauer
Freitag	Zeit	Typ	Zeit / Dauer
	Zeit	Typ	Zeit / Dauer
Samstag	Zeit	Typ	Zeit / Dauer
	Zeit	Typ	Zeit / Dauer
Sonntag	Zeit	Typ	Zeit / Dauer
	Zeit	Typ	Zeit / Dauer

Protokoll

WORKOUT NAME				

Datum	Mo Di Mi Do Fr Sa So	Startzeit	Endzeit

Übungen	Set 1		Set 2		Set 3		Set 4		Set 5		Set 6	
	Üb	Wh	Üb	Wh	Üb	Wh	Üb	Wh	Üb	Wh	Üb	Wh

Cardio	Zeit	Entfernung	Herz-Frequenz	Kalorien	NOTIZEN

WORKOUT NAME				

Datum	Mo Di Mi Do Fr Sa So	Startzeit	Endzeit

Übungen	Set 1		Set 2		Set 3		Set 4		Set 5		Set 6	
	Üb	Wh	Üb	Wh	Üb	Wh	Üb	Wh	Üb	Wh	Üb	Wh

Cardio	Zeit	Entfernung	Herz-Frequenz	Kalorien	NOTIZEN

Protokoll

WORKOUT NAME												

Datum		Mo Di Mi Do Fr Sa So			Startzeit			Endzeit				

Übungen	Set 1		Set 2		Set 3		Set 4		Set 5		Set 6	
	Üb	Wh	Üb	Wh	Üb	Wh	Üb	Wh	Üb	Wh	Üb	Wh

Cardio	Zeit	Entfernung	Herz-Frequenz	Kalorien	NOTIZEN

WORKOUT NAME												

Datum		Mo Di Mi Do Fr Sa So			Startzeit			Endzeit				

Übungen	Set 1		Set 2		Set 3		Set 4		Set 5		Set 6	
	Üb	Wh	Üb	Wh	Üb	Wh	Üb	Wh	Üb	Wh	Üb	Wh

Cardio	Zeit	Entfernung	Herz-Frequenz	Kalorien	NOTIZEN

Meine Monatsziele

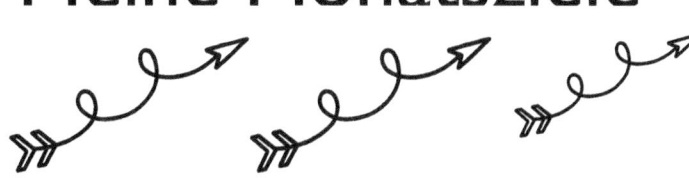
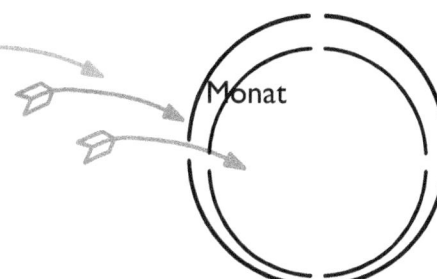

Monat

	Ist-Zustand	Ziel	Erreicht
Gewicht			
Körperfett			
Energie Level			
Kalorien pro Tag			
Sonstiges			

	Erforderliche Maßnahmen
Gewicht	
Körperfett	
Energie Level	
Kalorien pro Tag	
Sonstiges	

Meine Belohnung

Dein Ernährungsplan

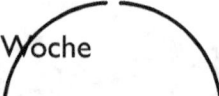

Woche

	Frühstück	Mittagessen	Snacks	Abendessen	Wasser
Montag					
	Kalorien	Kalorien	Kalorien	Kalorien	
Dienstag					
	Kalorien	Kalorien	Kalorien	Kalorien	
Mittwoch					
	Kalorien	Kalorien	Kalorien	Kalorien	
Donnerstag					
	Kalorien	Kalorien	Kalorien	Kalorien	
Freitag					
	Kalorien	Kalorien	Kalorien	Kalorien	
Samstag					
	Kalorien	Kalorien	Kalorien	Kalorien	
Sonntag					
	Kalorien	Kalorien	Kalorien	Kalorien	

Mein Zeitplan

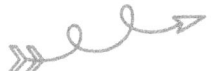

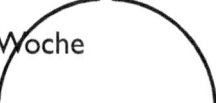 Woche

	Übungen		Rest / Schlaf
Montag	Zeit	Typ	Zeit / Dauer
	Zeit	Typ	Zeit / Dauer
Dienstag	Zeit	Typ	Zeit / Dauer
	Zeit	Typ	Zeit / Dauer
Mittwoch	Zeit	Typ	Zeit / Dauer
	Zeit	Typ	Zeit / Dauer
Donnerstag	Zeit	Typ	Zeit / Dauer
	Zeit	Typ	Zeit / Dauer
Freitag	Zeit	Typ	Zeit / Dauer
	Zeit	Typ	Zeit / Dauer
Samstag	Zeit	Typ	Zeit / Dauer
	Zeit	Typ	Zeit / Dauer
Sonntag	Zeit	Typ	Zeit / Dauer
	Zeit	Typ	Zeit / Dauer

Protokoll

WORKOUT NAME												

Datum		Mo Di Mi Do Fr Sa So		Startzeit			Endzeit					
Übungen		Set 1		Set 2		Set 3		Set 4		Set 5		Set 6
	Üb	Wh	Üb	Wh	Üb	Wh	Üb	Wh	Üb	Wh	Üb	Wh

Cardio	Zeit	Entfernung	Herz-Frequenz	Kalorien	NOTIZEN

WORKOUT NAME												

Datum		Mo Di Mi Do Fr Sa So		Startzeit			Endzeit					
Übungen		Set 1		Set 2		Set 3		Set 4		Set 5		Set 6
	Üb	Wh	Üb	Wh	Üb	Wh	Üb	Wh	Üb	Wh	Üb	Wh

Cardio	Zeit	Entfernung	Herz-Frequenz	Kalorien	NOTIZEN

Protokoll

WORKOUT NAME												

Datum	Mo Di Mi Do Fr Sa So				Startzeit			Endzeit				
Übungen	**Set 1**		**Set 2**		**Set 3**		**Set 4**		**Set 5**		**Set 6**	
	Üb	Wh	Üb	Wh	Üb	Wh	Üb	Wh	Üb	Wh	Üb	Wh

Cardio	Zeit	Entfernung	Herz-Frequenz	Kalorien	NOTIZEN

WORKOUT NAME												

Datum	Mo Di Mi Do Fr Sa So				Startzeit			Endzeit				
Übungen	**Set 1**		**Set 2**		**Set 3**		**Set 4**		**Set 5**		**Set 6**	
	Üb	Wh	Üb	Wh	Üb	Wh	Üb	Wh	Üb	Wh	Üb	Wh

Cardio	Zeit	Entfernung	Herz-Frequenz	Kalorien	NOTIZEN

Dein Ernährungsplan

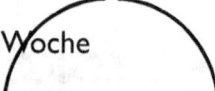 Woche

	Frühstück	Mittagessen	Snacks	Abendessen	Wasser
Montag					
	Kalorien	Kalorien	Kalorien	Kalorien	
Dienstag					
	Kalorien	Kalorien	Kalorien	Kalorien	
Mittwoch					
	Kalorien	Kalorien	Kalorien	Kalorien	
Donnerstag					
	Kalorien	Kalorien	Kalorien	Kalorien	
Freitag					
	Kalorien	Kalorien	Kalorien	Kalorien	
Samstag					
	Kalorien	Kalorien	Kalorien	Kalorien	
Sonntag					
	Kalorien	Kalorien	Kalorien	Kalorien	

Mein Zeitplan

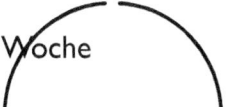 Woche

	Übungen		Rest / Schlaf
	Zeit	Typ	Zeit / Dauer
Montag	Zeit	Typ	Zeit / Dauer
	Zeit	Typ	Zeit / Dauer
Dienstag	Zeit	Typ	Zeit / Dauer
	Zeit	Typ	Zeit / Dauer
Mittwoch	Zeit	Typ	Zeit / Dauer
	Zeit	Typ	Zeit / Dauer
Donnerstag	Zeit	Typ	Zeit / Dauer
	Zeit	Typ	Zeit / Dauer
Freitag	Zeit	Typ	Zeit / Dauer
	Zeit	Typ	Zeit / Dauer
Samstag	Zeit	Typ	Zeit / Dauer
	Zeit	Typ	Zeit / Dauer
Sonntag	Zeit	Typ	Zeit / Dauer
	Zeit	Typ	Zeit / Dauer

Protokoll

WORKOUT NAME												

Datum	Mo Di Mi Do Fr Sa So			Startzeit			Endzeit					
Übungen	**Set 1**		**Set 2**		**Set 3**		**Set 4**		**Set 5**		**Set 6**	
	Üb	Wh	Üb	Wh	Üb	Wh	Üb	Wh	Üb	Wh	Üb	Wh

Cardio	Zeit	Entfernung	Herz-Frequenz	Kalorien	NOTIZEN

WORKOUT NAME												

Datum	Mo Di Mi Do Fr Sa So			Startzeit			Endzeit					
Übungen	**Set 1**		**Set 2**		**Set 3**		**Set 4**		**Set 5**		**Set 6**	
	Üb	Wh	Üb	Wh	Üb	Wh	Üb	Wh	Üb	Wh	Üb	Wh

Cardio	Zeit	Entfernung	Herz-Frequenz	Kalorien	NOTIZEN

Protokoll

WORKOUT NAME												
Datum		Mo Di Mi Do Fr Sa So			Startzeit				Endzeit			
Übungen		Set 1		Set 2		Set 3		Set 4		Set 5		Set 6	
		Üb	Wh	Üb	Wh	Üb	Wh	Üb	Wh	Üb	Wh	Üb	Wh

Cardio	Zeit	Entfernung	Herz-Frequenz	Kalorien	NOTIZEN

WORKOUT NAME												
Datum		Mo Di Mi Do Fr Sa So			Startzeit				Endzeit			
Übungen		Set 1		Set 2		Set 3		Set 4		Set 5		Set 6	
		Üb	Wh	Üb	Wh	Üb	Wh	Üb	Wh	Üb	Wh	Üb	Wh

Cardio	Zeit	Entfernung	Herz-Frequenz	Kalorien	NOTIZEN

Dein Ernährungsplan

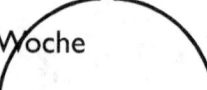 Woche

	Frühstück	Mittagessen	Snacks	Abendessen	Wasser
Montag					
	Kalorien	Kalorien	Kalorien	Kalorien	
Dienstag					
	Kalorien	Kalorien	Kalorien	Kalorien	
Mittwoch					
	Kalorien	Kalorien	Kalorien	Kalorien	
Donnerstag					
	Kalorien	Kalorien	Kalorien	Kalorien	
Freitag					
	Kalorien	Kalorien	Kalorien	Kalorien	
Samstag					
	Kalorien	Kalorien	Kalorien	Kalorien	
Sonntag					
	Kalorien	Kalorien	Kalorien	Kalorien	

Mein Zeitplan

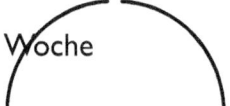

Woche

	Übungen		Rest / Schlaf
Montag	Zeit	Typ	Zeit / Dauer
	Zeit	Typ	Zeit / Dauer
Dienstag	Zeit	Typ	Zeit / Dauer
	Zeit	Typ	Zeit / Dauer
Mittwoch	Zeit	Typ	Zeit / Dauer
	Zeit	Typ	Zeit / Dauer
Donnerstag	Zeit	Typ	Zeit / Dauer
	Zeit	Typ	Zeit / Dauer
Freitag	Zeit	Typ	Zeit / Dauer
	Zeit	Typ	Zeit / Dauer
Samstag	Zeit	Typ	Zeit / Dauer
	Zeit	Typ	Zeit / Dauer
Sonntag	Zeit	Typ	Zeit / Dauer
	Zeit	Typ	Zeit / Dauer

Protokoll

WORKOUT NAME												

Datum			Mo Di Mi Do Fr Sa So			Startzeit			Endzeit			
Übungen		Set 1		Set 2		Set 3		Set 4		Set 5		Set 6
	Üb	Wh	Üb	Wh	Üb	Wh	Üb	Wh	Üb	Wh	Üb	Wh

Cardio	Zeit	Entfernung	Herz-Frequenz	Kalorien	NOTIZEN

WORKOUT NAME												

Datum			Mo Di Mi Do Fr Sa So			Startzeit			Endzeit			
Übungen		Set 1		Set 2		Set 3		Set 4		Set 5		Set 6
	Üb	Wh	Üb	Wh	Üb	Wh	Üb	Wh	Üb	Wh	Üb	Wh

Cardio	Zeit	Entfernung	Herz-Frequenz	Kalorien	NOTIZEN

Protokoll

WORKOUT NAME												

Datum	Mo Di Mi Do Fr Sa So			Startzeit			Endzeit					

Übungen	Set 1		Set 2		Set 3		Set 4		Set 5		Set 6	
	Üb	Wh	Üb	Wh	Üb	Wh	Üb	Wh	Üb	Wh	Üb	Wh

Cardio	Zeit	Entfernung	Herz-Frequenz	Kalorien	NOTIZEN

WORKOUT NAME												

Datum	Mo Di Mi Do Fr Sa So			Startzeit			Endzeit					

Übungen	Set 1		Set 2		Set 3		Set 4		Set 5		Set 6	
	Üb	Wh	Üb	Wh	Üb	Wh	Üb	Wh	Üb	Wh	Üb	Wh

Cardio	Zeit	Entfernung	Herz-Frequenz	Kalorien	NOTIZEN

Dein Ernährungsplan

Woche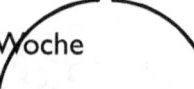

	Frühstück	Mittagessen	Snacks	Abendessen	Wasser
Montag					
	Kalorien	Kalorien	Kalorien	Kalorien	
Dienstag					
	Kalorien	Kalorien	Kalorien	Kalorien	
Mittwoch					
	Kalorien	Kalorien	Kalorien	Kalorien	
Donnerstag					
	Kalorien	Kalorien	Kalorien	Kalorien	
Freitag					
	Kalorien	Kalorien	Kalorien	Kalorien	
Samstag					
	Kalorien	Kalorien	Kalorien	Kalorien	
Sonntag					
	Kalorien	Kalorien	Kalorien	Kalorien	

Mein Zeitplan

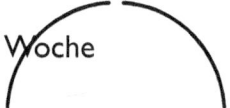

Woche

	Übungen		Rest / Schlaf
Montag	Zeit	Typ	Zeit / Dauer
	Zeit	Typ	Zeit / Dauer
Dienstag	Zeit	Typ	Zeit / Dauer
	Zeit	Typ	Zeit / Dauer
Mittwoch	Zeit	Typ	Zeit / Dauer
	Zeit	Typ	Zeit / Dauer
Donnerstag	Zeit	Typ	Zeit / Dauer
	Zeit	Typ	Zeit / Dauer
Freitag	Zeit	Typ	Zeit / Dauer
	Zeit	Typ	Zeit / Dauer
Samstag	Zeit	Typ	Zeit / Dauer
	Zeit	Typ	Zeit / Dauer
Sonntag	Zeit	Typ	Zeit / Dauer
	Zeit	Typ	Zeit / Dauer

Protokoll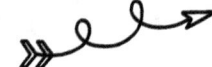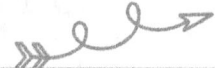

WORKOUT NAME												

Datum	Mo Di Mi Do Fr Sa So				Startzeit				Endzeit			
Übungen	Set 1		Set 2		Set 3		Set 4		Set 5		Set 6	
	Üb	Wh	Üb	Wh	Üb	Wh	Üb	Wh	Üb	Wh	Üb	Wh

Cardio	Zeit	Entfernung	Herz-Frequenz	Kalorien	NOTIZEN

WORKOUT NAME												

Datum	Mo Di Mi Do Fr Sa So				Startzeit				Endzeit			
Übungen	Set 1		Set 2		Set 3		Set 4		Set 5		Set 6	
	Üb	Wh	Üb	Wh	Üb	Wh	Üb	Wh	Üb	Wh	Üb	Wh

Cardio	Zeit	Entfernung	Herz-Frequenz	Kalorien	NOTIZEN

Protokoll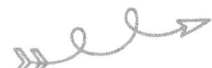

WORKOUT NAME												

Datum		Mo Di Mi Do Fr Sa So			Startzeit			Endzeit				

Übungen	Set 1		Set 2		Set 3		Set 4		Set 5		Set 6	
	Üb	Wh	Üb	Wh	Üb	Wh	Üb	Wh	Üb	Wh	Üb	Wh

Cardio	Zeit	Entfernung	Herz-Frequenz	Kalorien	NOTIZEN

WORKOUT NAME												

Datum		Mo Di Mi Do Fr Sa So			Startzeit			Endzeit				

Übungen	Set 1		Set 2		Set 3		Set 4		Set 5		Set 6	
	Üb	Wh	Üb	Wh	Üb	Wh	Üb	Wh	Üb	Wh	Üb	Wh

Cardio	Zeit	Entfernung	Herz-Frequenz	Kalorien	NOTIZEN

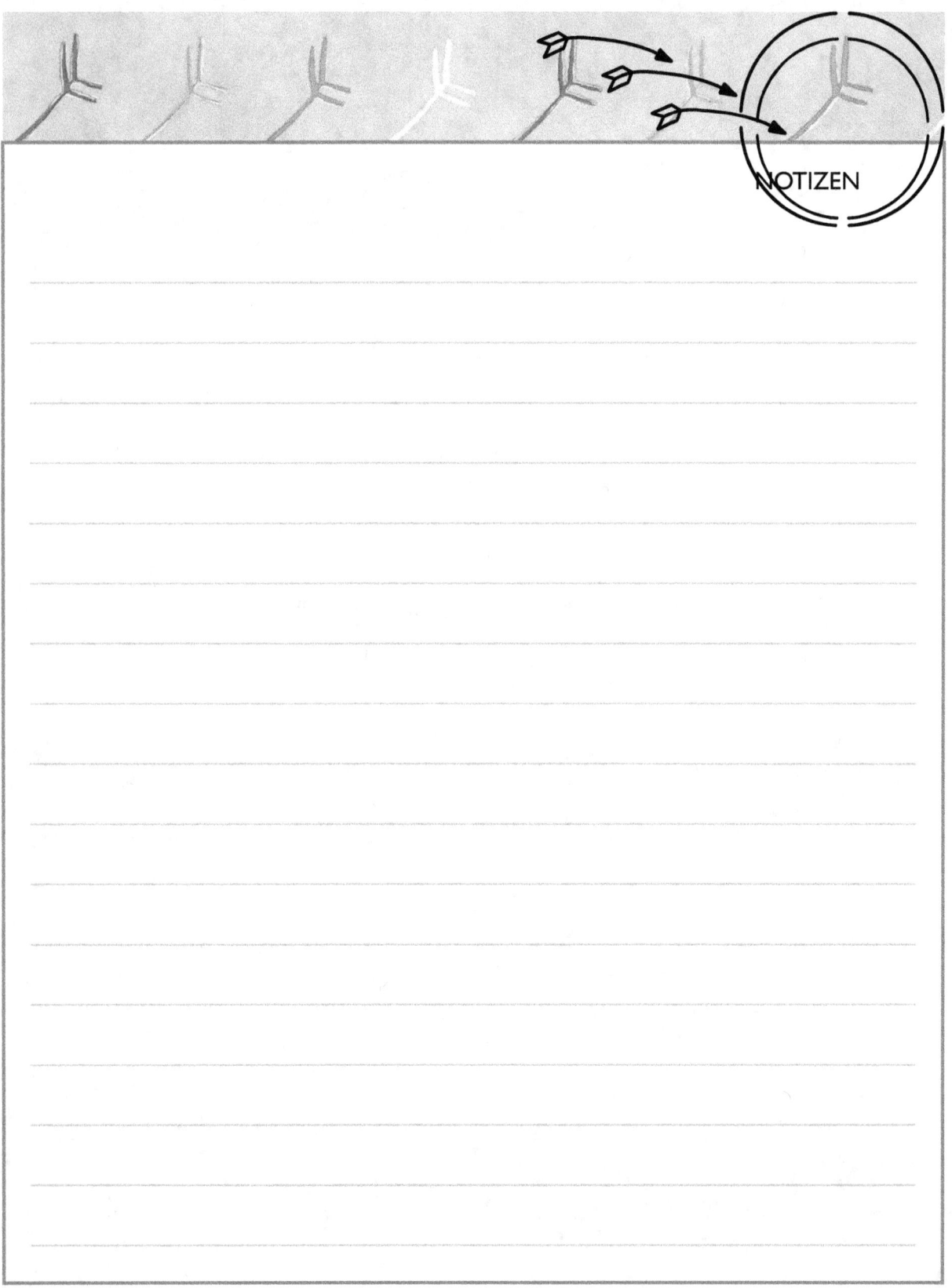

NOTIZEN

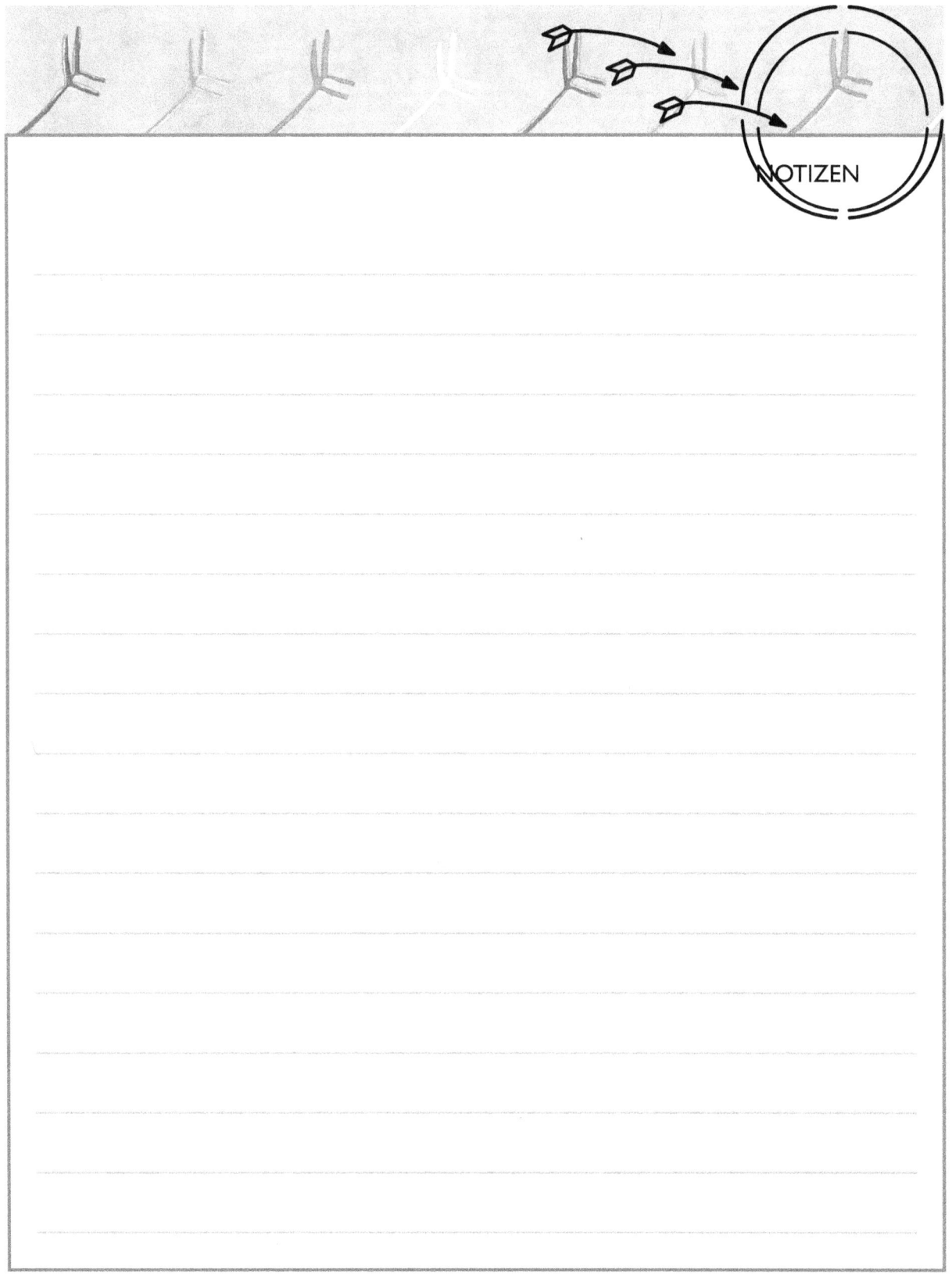

NOTIZEN

NOTIZEN

NOTIZEN

NOTIZEN

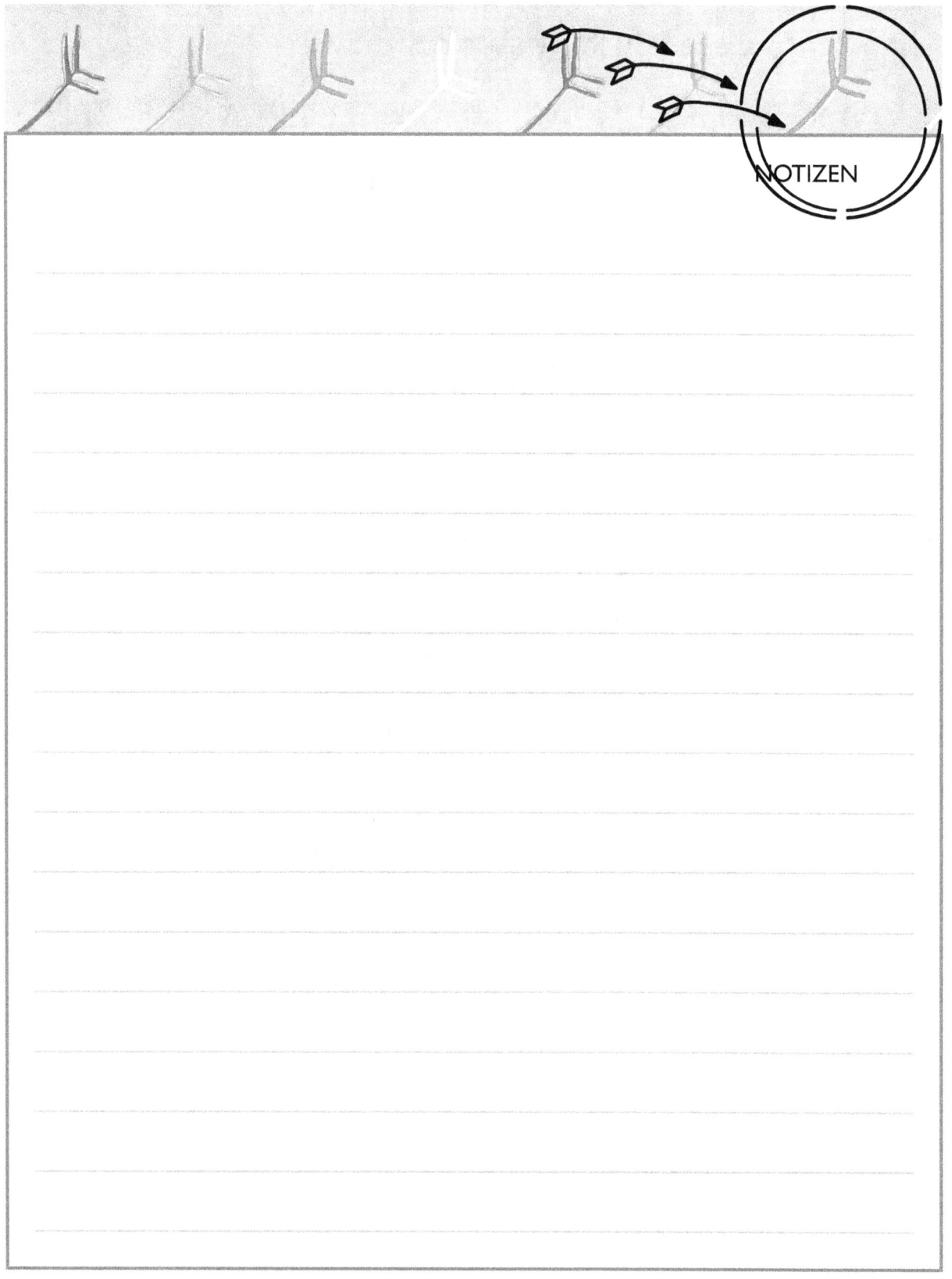

NOTIZEN

Wie hat Ihnen dieses Buch gefallen?

Unser kleines Team von Spezialisten ist bereits seit 1993 als Redaktionsbüro für die unterschiedlichsten Medien tätig. Bereits zu Beginn der Arbeit gehörte die Veröffentlichung von diversen Fachbüchern dazu.

Daher werden wir diesen Titel weiterhin pflegen und erweitern. Wir freuen uns über Ihre Meinung. Schreiben Sie uns an ebookguide@t-online.de oder an ebook@smartfoodz.de mit dem Betreff „Mein persönliches 90 Tage Fitness Tagebuch".

Unser Tipp: Beachten Sie bitte unseren Update-Service unter Schlaftracking.de für diesen Titel! Einfach scannen!

Hinweis in eigener Sache, Rechtliches, Impressum

Vielen Dank

Wilfred Lindo

NEU: Unsere neue Seite zum Thema: **www.smartfoodz.de**

Twitter: http://www.twitter.com/ebookguide

Herausgegeben von:

ebookblog.de / ebookguide.de

Redaktionsbüro Lindo

Dipl. Kom. Wilfred Lindo

12349 Berlin

E-Book-Produktion und -Distribution

Redaktionsbüro Lindo

Scan mich! Weitere Ratgeber, die ebenfalls für Sie interessant sind! Unter **SmartFoodz.de**